診療室・病院・訪問・介護の現場すべてに対応

絶対知りたい義歯のこと

編著 藤本 篤士　糸田 昌隆
　　 松尾 浩一郎　武井 典子

医歯薬出版株式会社

This book was originally published in Japanese
under the title of :

SHINRYOUSHITSU・BYOUIN・HOUMON・KAIGO NO GEMBA SUBETENI TAIOU
ZETTAI SHIRITAI GISHI NO KOTO
(All you have to know about dentures in every case
— clinics, hospitals, home health care, and nursing homes.)

Editors :
FUJIMOTO, Atsushi et al.

FUJIMOTO, Atsushi
    Consultant, Department of Dentistry, Keijinkai Sapporo Nishi-Maruyama Hospital.

©2016   1st ed.

ISHIYAKU PUBLISHERS, INC.
  7-10, Honkomagome 1 chome, Bunkyo-ku,
  Tokyo 113-8612, Japan

はじめに

　2003年12月にデンタルハイジーン別冊として『もっと知りたい義歯のこと』が上梓されてから12年が経ちました．この本は故 中尾勝彦先生と私が編者となり，可撤性義歯の基本的な知識の整理のために企画編集されましたが，内容の一部には介護保険制度の導入や口腔ケアの広がりなどの社会背景を考慮して，要介護高齢者の義歯に関する内容も加えたこともあり，歯科衛生士だけではなく，歯科医師や多職種にも手に取っていただけたことで，月刊誌の別冊であったにもかかわらず12年以上のロングセラーとなったと考えています．

　近年の1人平均喪失歯数の年次推移をみると，口腔衛生保健の広まりとともに若年者ばかりか高齢者においても喪失歯の減少傾向は明らかであり，高齢者の1人平均喪失歯数の年次推移では1999年から2011年の12年間に約4～6本程度の喪失歯の減少がみられます．若年者の欠損補綴は義歯よりもインプラントが主流と言われている一面もある一方，65歳，75歳以上の高齢者では総義歯は減少傾向にあるものの部分床義歯やブリッジ（架工義歯）は増加がみられ，高齢になるに従いブリッジは減少し，総義歯が増える傾向があります．つまり，人口構造の高齢化が急速に進み，高齢者人口が増え続けている日本においては，欠損補綴に対する義歯治療の必要性も依然として高い状況が続いていると考えられます．
　また，歯科の新技術開発や進歩によりインプラント治療と義歯との複合補綴（ドルダーバー，磁性義歯など）が行われるようになったり，金属クラスプを使用しないバルプラスト義歯，軟性レジン（シリコン）床義歯など，さまざまな新しい義歯も臨床応用されているようになりました．

　一方，近年大きな問題となっている高齢者を主体とした摂食嚥下機能や構音機能障害患者に対しては舌接触補助床（PAP：Palatal Augmentation Plate）や軟口蓋挙上床（PLP：Palatal Lift Prosthesis）などの義歯型装置を用いた歯科治療の効果があることが明らかとなってきており，またPAPが健康保険診療に収載されたこともあり，今後スタンダードな治療法の一つになっていく可能性が高いと考えられます．
　しかしながら，歯科医師や歯科衛生士教育においては，これらの義歯に関する教育は十分にできているとは言い難く，また高度な専門性を必要とする成書はありますが，初級者から中級者向けの書籍はほとんどありません．また，在宅や高齢者施設，

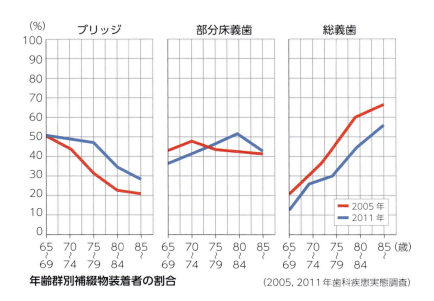

年齢群別補綴物装着者の割合　　　(2005, 2011年歯科疾患実態調査)

　病院などでは歯科関係者以外の看護師やリハ職，介護者などが臨床現場で義歯を取り扱うことが多いにも関わらず，義歯に関する知識が少ないために対応に難渋することも多く，他職種が義歯の全体像を広く学ぶことができる書籍の必要性があると考えられます．

　このような状況を鑑み，『もっと知りたい義歯のこと』の編集方針を踏襲しつつ，適宜現在の状況を考慮しながら，歯科関係者以外の多職種も広く義歯の全体像を学ぶことができる（可撤性）義歯の本となるよう企画編集を行いました．臨床現場で役立ち，「食べる，しゃべる，笑う」ことができる患者さんが増えることを願ってやみません．

2016年10月

編著者を代表して
藤本　篤士

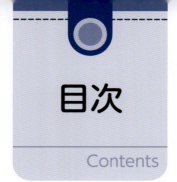

はじめに ………………………………………………………………………………… iii

座談会　多職種協働でささえたい　生活のなかの義歯　01

Chapter 1　義歯の基本を知ろう　13

1. 義歯の概論——基本的な製作過程と構造 …………………………………… 14
2. 言葉の障害や嚥下障害患者の口腔装置としての義歯 ……………………… 22
   - コラム1　社会参加を支援できる口腔装置の利用を保険制度が妨害する？ …… 27
3. さまざまな義歯 ……………………………………………………………… 28
4. 義歯のトラブルと修理 ……………………………………………………… 35
   - 実践コラム　不適合上顎義歯の調整方法例 ………………………………… 42

Chapter 2　メインテナンスの実際　45

1. 義歯の効果的な清掃方法 …………………………………………………… 46
2. 義歯のメインテナンス物品 ………………………………………………… 50
3. 診療室での義歯のケア——介護を見据えて診療室からケアを習慣づける … 60
   - コラム2　災害と義歯 ………………………………………………………… 69

Chapter 3　病院や施設での義歯への対応　71

1. 病院や施設での口腔ケア …………………………………………………… 72
2. 病院や施設でのメインテナンスの実際，注意点 ………………………… 80
3. 歯科衛生士が看護師，リハビリテーション職，介護者へ指導する際のポイント … 84
   - コラム3　認知症と義歯　その1 …………………………………………… 88
   - コラム4　認知症と義歯　その2 …………………………………………… 89
   - コラム5　認知症と義歯　その3 …………………………………………… 90

Chapter 4 義歯に関するQ&A　91

- **Q1** 義歯の取りはずしはどうしたらいいですか？ ……………………………… 92
- **Q2** 義歯洗浄剤はどのくらいの頻度で使いますか？ …………………………… 96
- **コラム6** 義歯を中性洗剤で清掃していいの？ ……………………………………… 98
- **Q3** 義歯安定剤は使用してもいいですか？ ……………………………………… 99
- **Q4** 義歯を入れたままにしてはダメですか？ …………………………………… 102
- **Q5** 義歯にカビのような黒いものが付着しています．
  どうしたらいいですか？ ……………………………………………………… 105
- **Q6** 口腔が乾燥して義歯を入れると痛がります．
  どうしたらいいですか？ ……………………………………………………… 108
- **Q7** 義歯と自分の歯では味覚や咀嚼機能に
  どのくらい違いがありますか？ ……………………………………………… 111
- **Q8** 義歯を装着しないことで口腔内にどのような変化がありますか？ ……… 113
- **Q9** 義歯の装着を嫌がる認知症の患者さんに
  どう対応したらいいですか？ ………………………………………………… 116
- **Q10** 認知症の患者さんに義歯の洗浄方法を教えてもやってくれません．
  どうしたらいいですか？ ……………………………………………………… 118
- **Q11** 絶食の患者さんや，ペースト食やミキサー食を食べている患者さんに
  義歯は必要ですか？ …………………………………………………………… 120
- **Q12** 義歯は何年ぐらい使えますか？長く使うためには，
  どうしたらいいですか？ ……………………………………………………… 123
- **Q13** がんの治療中の患者さんに義歯を装着してもいいですか？ ……………… 125
- **Q14** 急性期の病院では義歯をはずしていることが多いと聞きますが
  どうしてですか？ ……………………………………………………………… 128
- **Q15** 認知症の患者さんが義歯洗浄剤の水を飲んでしまいました．
  大丈夫ですか？ ………………………………………………………………… 130
- **Q16** 義歯やその他補綴物の誤飲・誤嚥の予防法はありますか？
  また，誤飲・誤嚥した際の対処法は？ ……………………………………… 132
- **Q17** 義歯に名前を入れてもらいたいのですが，
  どうしたらいいですか？ ……………………………………………………… 135

- **コラム7** 保険適用と自費診療の違い ……………………………………………… 138
- **巻末付録❶** ホームケア用義歯洗浄剤 …………………………………………… 142
- **巻末付録❷** プロフェッショナルケア用義歯洗浄剤 …………………………… 146
- **巻末付録❸** 義歯安定剤（義歯粘着剤） ………………………………………… 147

索引 ……………………………………………………………………………………… 149

多職種協働でささえたい 生活のなかの義歯

- "現場"での義歯のリアル
  ──4つのQuestionから考える
- 生活があっての義歯
  ──生かすも殺すも義歯次第
- 義歯の困りごと
- 現場での多職種連携・地域連携
- 義歯に関わるすべての医療職に理解を深めて欲しいこと

座談会

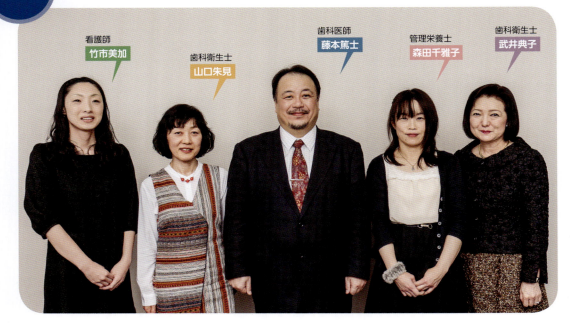

看護師 竹市美加
歯科衛生士 山口朱見
歯科医師 藤本篤士
管理栄養士 森田千雅子
歯科衛生士 武井典子

多職種協働でささえたい
生活のなかの義歯

● "現場"での義歯のリアル ── 4つのQuestionから考える

Q1 義歯適合者の割合は？

藤本 では，最初の質問です．現場で目にする義歯についてですが，適合している人が多いと感じていますか？

竹市 適合していない場合が多いと感じます．義歯が適合しているのかどうかという評価基準を，私たち看護師は知らないことが多いのですが，生活のなかで，落ちなかったら，はずれなかったら"適合している"とみています．

山口 私が訪問している在宅の現場では，かなりひどい現状だと感じています．恐らく半数以上の人は義歯が合っていないのではないかと思います．

森田 合っていない人が多いと思います．訪問栄養士は，基本的には介護度がついて通院できない人を見ていますので，長い間，放置されている義歯を散見します．

Q2 義歯適合者はよく食べられているか？

藤本 では，2つめの質問です．義歯が適合していると感じる人は，よく食べられていますか？

竹市 食べられているケースが多い印象です．「食べられている」というのが，「義歯が合っている」というのと直接関連しているかどうかわからないのですが．義歯でかめているだろうという仮定で食形態を上げると，その人の好きなものが提供できますので，食べられている人の

ほうが多い印象です．ただ，逆に義歯を入れると食べられないという人もいます．

山口 合っている人は食べられていると思います．義歯を使えている人は，食形態を上げていくことができます．「嚥下の状態」と「口の状態」の関係性は非常に重要です．嚥下状態がいいのに，義歯が合っていないために食形態を上げられないという人はたくさんいらっしゃいます．

森田 食べられていると思います．義歯をきちっとつけている人というのは，口腔内もきれいですし，生活水準や介護環境も割とよい印象をもっています．

藤本 確かに，森田さんがおっしゃった生活水準と口腔内の状況の関連性は私も感じています．

Q3 義歯の「食べられる以外」のメリットは？

藤本 では，3つめの質問です．義歯の「食べられる以外のメリット」は何だと感じていますか？

山口 "見かけ"というのが本当に大きいと思います．それから「お元気だな」と感じます．

義歯を口腔内に入れていることの刺激や，義歯をいれて"食べている"という機能が，身体へダイレクトに影響しているのではないかと感じています．また，"義歯を使う"という作業自体もその人の生活を活性化しているように感じます．

森田 義歯は，食以外のことでも，生活のなかでいろいろな彩りを与えてくれると思います．そこからQOLも上昇するのではないでしょうか．

竹市 義歯を入れると若く見える点です．見かけがすごく変わり，気分が上がるというのはすごく大事だと思っています．単に口の中をきれいにするだけでは生活の質が上がったとは言えないので．口腔ケアの際に，口紅を塗ってさしあげる．そのようなことで生活にめり張りが出てくるのかなと思っています．

藤本 そうですね．私は「口元がきれいになって若く見えるから入れ歯を入れたほうがいいですよ」とお伝えすることもあります．

新しい義歯を入れるときや，修理した義歯を入れるときに，看護師さんたちが「これで何でも食べられるようになるよ」と言うのを耳にしますが，実際の食事は何も変わらず，軟菜食は軟菜食のままのことも多いですよね．だから私は，義歯を入れるときには，「これでしっかり食べられようになりますよ」だけではなく，「口元がきれいになりましたね」「美人になりましたね」のように声掛けをしています．そうすると，どんな重度の認知症の人でも嬉しそうに微笑んだり，いい表情をみせてくれます．

Q4 総合的に義歯は大事か？ 必要か？

藤本 では，4つめの質問です．総合的に考えて義歯は大事だと思いますか？ 必要だと思い

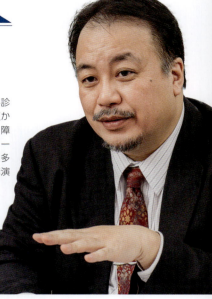

profile

藤本篤士
医療法人渓仁会
札幌西円山病院／
歯科医師

慢性期病院で高齢者歯科診療に携わり，臨床の視点から口腔ケア，摂食嚥下障害，NST，リハビリテーション栄養などを中心に多職種に向けての執筆，講演活動を行っている．

ますか？

竹市 医療というのは，基本的に需要があって初めて提供するものと理解していますので，本人が必要と思っている人には必要．無理やり作るものではないと考えています．

　長いこと義歯を使っていなくても，無歯顎でしっかりかんで，食べているという人もいらっしゃいます．丸飲みの場合は，窒息のリスクがありますので，そのリスクについてご家族にも必ず説明を行います．そのリスクがあっても義歯は使わないと本人が望んでいるのであれば，要らないと考えます．

山口 本来，義歯がなくていいという人は，私はいないと思っています．しかし，長いこと使っていなくて，もうこれでいいとなれてしまっていると，その気持ちや口腔内の感覚，食べかた，飲み込みかたなどを変化させるのは大変です．ですが，「義歯を入れられないから丸飲み」という人が非常に多いことも感じています．根本的には「必要でない」という人はいないと思います．

森田 義歯は大事だと思います．私は例えとしてコンタクトレンズを用いるのですが．コンタクトレンズも義歯も，ないなら，ないなりに生活はできます．しかし，使いこなせばよりよく生活ができるツールだと考えます．

● 生活があっての義歯 ── 生かすも殺すも義歯次第

森田 訪問歯科との連携で，少し悲しい体験をしたので紹介させてください．

　90歳ぐらいの男性が誤嚥性肺炎で入院していたのですが，退院して自宅に帰ってきました．状態に適した介護食を作るためにも，すぐに嚥下評価をして，嚥下リハを行って欲しいと歯科に依頼しました．しかし，歯科医師は「義歯をつけていないと正しい嚥下評価はできない」「まずは義歯」の一点張りで…．男性は，3カ月後，義歯の調整中に再入院され，そのまま亡くなられました．奥様も，管理栄養士の自分も，亡くなられてしまう前にご自宅で美味しいものを食べさせてあげたかったという残念な気持ちが残りました．いつまた入院するか，いつ亡くなってしまうかもわからない状況だったので，「義歯」よりも先に，ご夫婦の生活があることに目を向けて欲しかったです．

藤本 「義歯がないと咀嚼機能や嚥下機能の評価ができない」といったことが前提になっているところは問題ですね．例えば，義歯を入れないで軟菜食やミキサー食を食べていた人が，もし義歯を入れたら突然常食が食べられるようになるのかということになりますよね．歯があるということでよりよく食べられる可能性は増えるけれども，突然常食が食べられるという保証はないですから．

山口 その人が今どういう状況下におかれているのか，そこからですよね．今どのような生活・身体状態で，何を欲しているのかという，その状況をみて欲しいです．

藤本 何の病気もなくて老衰で亡くなる人は，どのように口にする食べ物が変遷していくのかを考えてみると，誕生して，母乳から始まり，離乳食，普通食と変化していきますが，歳をとっていく際は逆ではないでしょうか．だから，その人が今「どのステージなのか」ということを考えないで常食だけを目標にするというのはおかしいと思っています．

竹市 患者さんや家族が何を望んでいるか，その望みをかなえるのが医療者ですよね．そこをみないで教科書どおりのことを言われても困ります．患者さんの望む生活というのがQOLで

すから．

藤本　食べられない時期をできるだけ短くする配慮が必要ですね．

森田　90歳の痩せている高齢者が2週間食べるのに苦労するのと，元気な若者が2週間食べるのに苦労するのとでは意味が違います．高齢者にとって，"生かすも殺すも義歯次第"みたいな感じになってくるときがありますので…．そのあたりをもっと意識していただければありがたいと思います．

竹市　歯だけをみるのではなくて，歯を使う人をみてくれたらと思います．歯だけをみても，その人の生活の質は上がらない．本当に包括的にその人をみてほしいですね．

◯ 義歯の困りごと

義歯安定剤

山口　在宅では不適合義歯を使いこなすために，義歯安定剤を使っている人が多い印象です．

竹市　私の印象では，義歯安定剤の使用者は，在宅ではまれに見かけますが，病院ではほとんどいません．合っていない状態で，ぱかぱかさせながら食べています．

山口　在宅では，ご家族やご本人が自由に買ってきて，使っていらっしゃるようですが，病院ではそうもいかないのでしょうか．義歯を調整して適合させるのが理想ですが，今，食べるために義歯安定剤を使っているのならば，それは生活を維持していくために必要なことなのかもしれません．しかし，使用法が適切ではない場合が散見されます．義歯安定剤が口蓋垂のところまではみ出ていることがありまして，窒息するのではと驚いたこともあります．また，材質によっては口腔内に張り付いて取れないものもあります．

竹市　確かに口腔内に張り付いて取れないものがありますね．ピンク色の薄い膜のようなものですよね．ガーゼで取ろうとしても痛いと言われますし．無理に取ると粘膜が傷つきますし…．

（一同うなずく）

山口　除去するのに1時間近くかかったこともあります．義歯安定剤が粘膜に付いたままになっており，粘膜が荒れて，炎症が起きている人もいます．

　それから，在宅では安定剤で義歯を口腔内に貼り付けてそのままの状態になってしまっている人もとても多いです．食事後に，1回1回はずして洗うといった面倒な作業を行わず，口腔内に貼り付けたらそのままなので，非常に不潔になっています．義歯安定剤は便利ですが，もっと上手に使ってほしいと思います．

[参照 ➡ **Chapter4-Q3**]

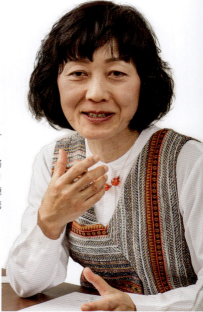

profile

山口朱見
医療法人財団千葉健愛会
あおぞら診療所／
歯科衛生士

病院・歯科診療所勤務，オーストラリアでの赤十字ボランティア等を経験．現在は医科診療所に勤務し訪問口腔ケアに関わりながら，医科と歯科の連携，地域での多職種連携に取り組んでいる．

清掃不良

山口 在宅でよくある問題の1つは，清掃不良ですね．義歯全体にプラークが付着しているという人はとても多いです（図1）．下顎の部分床義歯と残っている天然歯とが歯石で一体化してしまい義歯がはずれなくなったということもありました．

藤本 清掃不良はすごく多いですね．義歯こそきれいにしなければならないのに，なぜ電動義歯ブラシってないんだろうと思うぐらいです．高齢になると機械的清掃は非常に困難になるので，クラスプの裏など複雑な形態で狭い所は，磨ききれないですよね．

竹市 食後には清掃するようにしていますが，ビーフシチューや，濃厚流動食がきれいに清掃できなくて困っています．適切な清掃法に悩むことがあります．

[参照 ➡ Chapter4-Q2，コラム6]

残根の処置

山口 残根の上に義歯をつくることは多いですが，残根がきちんと処理されておらず，残根が不潔になっているケースを見かけます（図2）．

藤本 残根は，メタルキャップで処置をすることがありますが，キャップが脱離して飲み込むリスクがあるので，私は残根にはキャップは入れていません．例えば，挺出してきたら少し削って，ボンディング剤でレジンコーティングする．いずれ腫れたりしたら抜歯するようにしています．

竹市 キャップって何ですか？　何のためにするのですか？

藤本 残根の上に金属のふたをするようなもので，表面がう蝕にならないようにするためです．歯科医療職以外のスタッフには，インプラントと誤解されていることが多いのですが，インプラントではなくメタルキャップというものなのです．

山口 必ずしもメタルキャップで処置をしなくてもいいと思います．ですが，残根部分がとがっていて舌が当たって痛い箇所や，不潔になっている箇所は，削合や充塡などの処置をしていただきたいと思います．義歯を入れているその下に，ひどい状態の残根がある場合もあり，驚くことがあります．

舌接触補助床としての義歯

竹市 義歯の役割について，咀嚼という点に注目しがちですが，嚥下に及ぼす影響にも注目するべきですよね．義歯を上顎だけ入れている人が多いなという印象があります．舌のアンカー機能が効くようになっているので，上顎だけでも入れる利点はありますよね？

藤本 それは義歯をPAP（舌接触補助床）とし

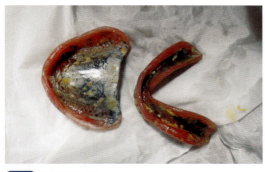

図1　汚れの付着

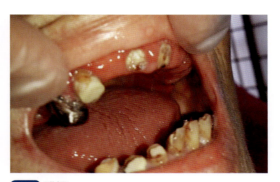

図2　残根

て使っているケースですね．上下入れたときには咀嚼嚥下用の義歯だけれども，上顎だけ使っている場合は嚥下用の義歯として使っているわけです．

竹市 病棟の看護師が，「上だけ入れてもかめないでしょう．だからはずしてください」と患者さんに言っていることがありました．そのようなときは「上顎義歯によって送り込みを助けられるからいいんですよ」とお伝えすればいいんですね．嚥下用義歯については，まだまだ医療職の理解が浅いなと感じます．

［参照 ➡ **Chapter1-2**］

急性期での義歯の取り扱い

武井 急性期では義歯をはずすのは当然とされていますね．その後，容体が落ち着かれて，いざ義歯を入れて御飯を食べようと思ったときにはもう合わなくなっていて，お困りになっている人が多いと伺います．

藤本 部分床義歯をはずしているうちに歯が移動してはまらなくなるというのはよくありますね．病院では，急性期や覚醒していないときには義歯を入れないことが多いようですね．そして，義歯をはずしたまま，2～3週間も経過すると，歯の移動などや，顎堤の変化から合わなくなるということがよく起こっています．

竹市 入院急性期患者の9割ぐらいがはずしていらっしゃると思います．看護師もはずしていると合わなくなることは理解しているのですが，特に急性期では入れられる状態ではないので，はずすしかないのが現状です．

藤本 病院だけでなく，ご自宅へ戻られてから合わなくなっていることもありますね．新義歯を作るとなると，印象をとり，バイトをとり，試適して…，1週間に1回の訪問だと，急いでも1～2カ月．2週間に1回の訪問だと3カ月ぐらいかかります．でも，もし，はずしていて合わなくなった義歯を保管しておいてもらえれば，修理で対応できることも多く，お待たせする期間が2週間から，長くとも1カ月に短縮できます．

山口 私は「義歯は捨てずにとっておいてくださいね」とお伝えしています．それから，「救急のときは，はずしますが，ご飯を食べるとなったらすぐ義歯を思い出して入れてくださいね」とお願いしています．

竹市 病棟では覚醒がよくなり，リクライニング角度を上げられるようになったら，できるだけ入れてもらうようにしています．でも，急性期の看護師が義歯を意識しているかといったら，まだまだ意識は低いかもしれません．

山口 在宅に義歯をもって帰ってきてくれれば，そこからまだ道はあるという話も忘れないで欲しいです．義歯がありさえすれば修理でなんとかなりますが，新しく作るとなると，やはりなかなか大変ですから…．

竹市 それに，新しく作ると，「何かずっと違和感がある」という人が多いですよね．

藤本 新しい義歯というのは，全く同じコピーの義歯を作るわけではないので，前の義歯と大きさや厚み，金属の形などが変わるので違和感があるのでしょう．それを寛容してなれることによって新しい義歯が使えるようになりますが，違和感に対して適応できる人と適応できない人がいます．さらに，そこに認知症という問題もからんできます．

　口のなかというのは，髪の毛が1本入っていても感じるところですから．そこにあれだけの大きさのものが，形や大きさが変化して入ってくれば当然，違和感になりますよね．それを寛容できるか，そして義歯を使いこなす機能的な問題もあるかと思いますね．

山口 まず，ご本人が使おうという意識があることも大切ですが，その意識がないとしても，

ご家族が一生懸命フォローしてくれるとありがたいです．やはり敏感な口腔に装着するものなので，なれる努力は必要だと思います．

森田 義歯を作る際には，ご家族も含め，「合わなくなった場合は調整しますので」といった事前説明が必要だと思います．「作りっぱなしではなく，ずっとメインテナンスしていきます」といった説明があれば合わなくなってしまっても捨てずに取っておいてくれるかもしれません．

藤本 合わなくなったからといって，義歯を捨てられては困りますね．不適合義歯でも，とっておいてもらいたい．認知症になってしまったら，その形の義歯しか寛容できなくなることも多く，それがなくなってしまったら，形の違う新しい義歯を入れても使えなくて，義歯なしの人生になってしまうのです．

重度の認知症患者のなかには，義歯をティッシュペーパーにくるんで捨ててしまう人もいるので，そのような人にはコピーデンチャー（複製義歯）をご家族に保管してもらうこともあります．

武井 合わなくなった義歯をとっておいたほうがよいということは，一般的にはご存じないようですね．ご本人が元気なうちから，ご家族も含めて，事前に説明が必要ですね．

森田 新しい義歯を作るのに時間がかかる．義歯ができても，何度か調整が必要というのも，ご存じないと思います．

藤本 先を見通して義歯を見ていくということがすごく大事ですよね．医療現場や介護現場で義歯についての知識がまだ足りていない点もあるので，もっと歯科医療職から働きかけて，現場での連携を強化していきたいですね．

[参照 ➡ Chapter4-Q8,14]

●現場での多職種連携・地域連携

山口 私の勤務先では，歯科医療職は私1人でして，医師と看護師と連携して動くことが多いです．自分がチームに入るまでは，他のスタッフはあまり口をみていなくて，義歯のこともほとんどわからなかったようです．今は，自分が行かない間に他のメンバーが，口腔の問題や，義歯が合わないことなどをいろいろとあげておいてくれています．厳密にみるのは自分の役割ですが，その手前で他のメンバーが問題を拾ってきてくれています．自分も身体のことをPTさんに伺ったりするようになり，お互いに勉強するようになりました．お互いの職種のいいところを，お互い連携することで，上手に活かしあっています．

竹市 私の勤務先では，それぞれ役割分担をして動いています．口腔ケアが必要ならば歯科衛生士さん，義歯の調整が必要な場合は歯科医師，嚥下機能の問題であれば私といったように，同行するのではなく，それぞれの情報共有

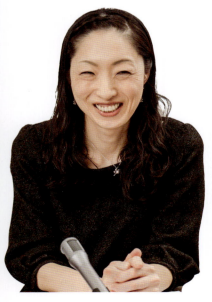

profile

竹市美加
ナチュラルスマイル
西宮北口歯科／
看護師

摂食嚥下障害看護認定看護師でありNPO法人口から食べる幸せを守る会副理事長．現在は訪問歯科に同行して在宅患者に関わる一方，精力的に後進の育成も行っている．

して，必要な職種が訪問しています．一緒に動いてはいませんが，それぞれの職種に特性があるので，それを活かして連携しています．

森田　私の職場でも，歯科に治療や義歯の調整をしていただいています．義歯の調整期間が長くかかる場合，その間は何を食べればいいのでしょうか．食べられなければ栄養状態が悪くなり，痩せてしまいます．何度も繰り返しますが，その点をもう少し歯科サイドにも意識していただきたいなと思います．

武井　義歯を作るということが第一目的になってしまい，その間の生活や，何を食べればいいのかといった点にまではフォローがないというような感じでしょうか？

藤本　義歯を新製するときには，並行して古い義歯をきちんと使えるように修理や調整など繰り返しながら治療を進めるということは，とても大切なことなんです．そうすることで，その患者さんに合った義歯の形やかみ合わせなどを，実際に使ってもらいながら探ることができるので，より満足度の高い新しい義歯を作ることにつながります．［参照➡実践コラム］．

山口　そういった際に，地域の歯科衛生士が，地域の歯科医師へ橋渡しができればいいと思います．歯科衛生士から歯科医師に，「こんな風にしてほしい」「なんとか食べれるようにして欲しい」と具体的に依頼する．そのような対応をしなければ，その間に食べられないままに患者さんは亡くなってしまうかもしれないので…．

武井　そこに介入できるのが歯科医療職なのですから，歯科衛生士も歯科医師も生死にも関わっていくのだという意識をもち，学びを深めていきたいですね．

山口　学ばれている先生はいっぱいいらっしゃると思うのですが，多くがマニュアル上の対応に終始しているようにも感じます．「この状態ではこの患者さん，今日はご飯が食べられないのに」といったことが起きているのが現実です．

私は「これはもう少しこのようにしてあげると…」と歯科医師へ伝えていますが，実際の訪問経験が少ない先生だとわかっていただけなくて，実際に2週間も放りっぱなしなどという事態が起きていると思います．

現実の在宅や病院での状況を体験し，歯科医師がもっと融通をきかせ，学びを深め，対応していく必要があることに気がついて欲しいです．現場は本当にそんな状況です．

武井　歯科衛生士もそうですね．現在の教育では「老年歯科医学」などのカリキュラムも入ってきましたが，今，現場にいる歯科衛生士は，そういった教育を受けていません．一部の歯科衛生士は，自主努力により活躍していますが，歯科医療従事者全体としての意識を変えていく必要がありますね．

竹市　歯科衛生士さんにも，全身の状態をみれるようになってほしいと思います．

在宅へ訪問しているなかで，歯科衛生士さんに口腔ケアを行ってもらえない患者さんが数人

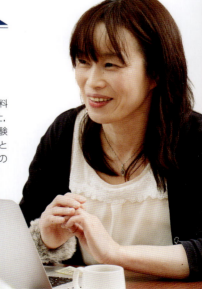

profile

森田千雅子
医療法人社団悠翔会
在宅クリニック本部／
管理栄養士

介護老人保健施設や大型有料老人ホームでの管理栄養士，居宅のケアマネジャーの経験を経て在宅訪問管理栄養士として訪問診療や介護施設での活動を行っている．

います．重症で人工呼吸器をつけて気管切開している患者さんなのですが，歯科衛生士さんは尻込みしています．「寝たきりの人の口腔ケアをやったことがない．だからできない」という歯科衛生士さんもいます．その結果，そういった患者さんの訪問は決まった担当者しか行けないというケースが非常に多く困っています．

　それから，歯科医院での教育体制がないことにも驚いています．看護師は，病院に所属すれば必ず教育体制があります．教育体制が整っていけば，重症患者の口腔ケアにも対応できる歯科衛生士さんが育っていくのではと思います．

武井　病棟や訪問の現場で，歯科衛生士が対応できずに困っているというのは，解消していきたい問題ですね．歯科診療所で働いている歯科衛生士にも，積極的に研修や勉強会などに出かけていって欲しいと願います．

竹市　現場で，「できません」「やったことがないです」と言われても，困ってしまいます．"口腔のプロフェッショナル"として，簡単に「できない」なんて言ってほしくないと思います．

山口　残念ながら，自分たちの時代もそうだったのですが，口腔以外は教育を受けていなかったというのが現実なんですね．そして，卒後は9割が歯科診療所に就労しますので，そのまま診療補助に携わっていれば事足りていたわけです．

　やっと今，歯科診療所以外にも在宅や病棟などで，歯科衛生士が必要とされてきています．今すぐにその現状に対応できる歯科衛生士は少数だと思いますが，多くの歯科衛生士は，この時期にきて，勉強しなければと気がつき，学び始めています．歯科衛生士に学びが不足していると感じられる現状がありましたら，是非，他の医療職からもアドバイスしていただけるとありがたいなと思います．

武井　ニーズに応えられる歯科衛生士を育てていく必要性を感じます．歯科界の大きな課題ですね．

藤本　「義歯」一つをテーマにしても，たかだか義歯かもしれないけれども，生活や生死に関わっている．歯科だからといって，"口腔の障害"の視点のみで義歯をみていてはいけない．訪問で見極めるべきは，「口腔の障害」なのか，「生活を障害している」のか，「生死に関わっている」のか．その3つのレベル，どれなのだろうということを，少なくとも見極めて関わっていかなければならない．そして，口腔の障害だけでなく，生活や生死に関わる問題の場合には，多職種との連携は絶対必要になります．

武井　今までの歯科医院完結型の医療から，大きく変わっているということですね．それに気がついていかなければならないですね．

竹市　今後は，生死までを歯科医師も，歯科衛生士さんもみていかないといけないということですね．

森田　実際，生死に直面することが在宅では多くあります．寝たきりで体重がすごく少ない人の場合，義歯の調整期間に食べられなくなり，そのまま亡くなってしまう，といった現状も多くあります．歯科も生死に関わっているという責任を感じてほしいです．

　それから，もう1点．今のお口は，その人がどのようにお口と関わって生きてきたかの結果です．お口は，その人の生活と食の歴史を読みとることができる大事な器官だと思っています．だから，栄養士は訪問先でお口をみるのです．嚥下だけをみているのではないのです．

● 義歯に関わるすべての医療職に理解を深めて欲しいこと

山口 患者さんが急に容体が悪くなり歯科にかかれなくなってしまうことがあると思います．そんな患者さんで，最期まで義歯にこだわって下さっていた患者さんがいまして，私から歯科医師に「容体が悪く，今週いっぱいかもしれないのですが，"義歯を直して口から食べるようにしてほしい"と言っている患者さんがいるので，すぐ行ってほしい」と連絡したところ，先生はすぐに対応してくれました．その患者さんは，1週間程度で亡くなられましたが，最期に義歯を使って口から食べることができ，本人もご家族も大変喜んでらっしゃいました．携わった歯科医師もこのことを喜んでいました．このような成功体験を歯科医師の先生が経験すると，そこから在宅への関心，理解が高まるのかなと思います．

藤本 「入れ歯のおかげで食べられました．ありがとうございます」「天国へ行っても食べられなくなったら困るから，入れ歯をお棺に入れてあげたい」と挨拶にくるご遺族は多くいらっしゃいますね．

竹市 亡くなった人が義歯をおもちの場合は，必ず口腔内へ入れます．義歯をおもちでない人の場合，亡くなった人用に使う義歯を入れることもあります．

藤本 「亡くなった人用の義歯が欲しい」と依頼されることがあります．歯があるのとないのでは，表情が全く違うと．そんな最期の時にも，義歯の大切さを痛感します．

山口 これまでは歯科診療所で完結していたものが，近年になりやっと，「通院できなくなった人たちを在宅で診て，最期まで看取ろう」という時代になったのだと思います．ですので，これからは，例え歯科診療所勤務の歯科医師でも歯科衛生士でも，在宅にも目を向けていかなければならないのだと思います．

藤本 在宅の特徴として，歯科診療所のアセスメントの視点とは異なることを理解して欲しいですね．どの歯が痛いとか，どこが壊れているとか，どこのクラスプが折れているではなくて．それによって"生活"にどのような障害が出てきているかをまず聞くことが，問診の始まりです．

竹市 義歯を使う目的が重要ですよね．"生活があっての義歯"ですから．

藤本 それから，義歯を使っていない人の場合には，必ずしも義歯を入れることがいいとは思いません．義歯を入れたほうがいいということを説明して，本人も入れたいというのであれば，義歯を作ります．ですが，義歯を入れることによって食形態が上がるとか，生活の何が変わるかということをはじめから目標にするべきではありません．痛くない義歯を入れるのは当たり前で，"生活"というところをキーワードに

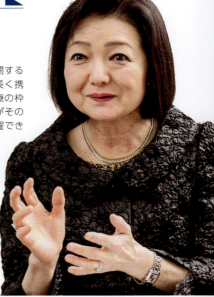

profile

武井典子
日本歯科衛生士会会長／
歯科衛生士

研究機関で歯科衛生に関する研究や教育活動などに長く携わり，現在は大きな医療の枠組みの中で歯科衛生士がその力を十分に発揮して活躍できるように尽力している．

アセスメント・目標設定をしなければならないと思います．歯科診療所では単に障害をみればいいかもしれませんが，在宅の現場では違います．

森田 そのためには，"技術" や "論" だけでなく，やはり患者さんの過去をもう少し考えていかないといけないと思います．今までどのように義歯とつき合っていたのかというのがわからないと，義歯をすすめることもできないと思います．

武井 地域包括ケアシステムの構築が進むなか，今まで歯科診療所に通ってきていた患者さんが通えなくなっても，歯科医師や歯科衛生士が在宅や施設へ訪問することが求められています．

日本歯科衛生士会も，そういった現状に対応すべく多職種と連携して，歯科衛生士の専門性が果たせるような認定研修プログラムを構築しています．具体的には，「在宅療養指導・口腔機能管理」の認定を全国6ブロックで実施し，3年間に1,000名の歯科衛生士を認定する予定です．本プログラムは，実践的な教育を目指しており，学習は演習中心で，その後，実務研修までを含めたプログラムになっています．

藤本 今後はますます高齢者が増えてきますが，生活の質を上げるためには義歯は必要だと思いますし，生死にも関わる重要なツールでもあると思います．

それに対して歯科界は真摯に取り組んでいく必要があります．特に義歯を作ることができる職種は歯科医師だけですし，歯科医師がリーダーシップをもって義歯の問題に取り組んでいかなければ，高齢者の生活の質が落ちることになってしまうと考えています．もう少し言えば病院や在宅に関わるのなら，義歯の治療がきちんとできることが必要ですね．摂食嚥下障害の講習会はたくさんあっても義歯の講習会は少ない現状もあり，この本を企画したのですが．まず第一段階としてしっかり学んでほしいですね．

山口 自分も含め，歯科衛生士ももっと勉強しなければいけないと，改めて感じています．より多くの歯科衛生士が，もっと現場へ出ていき，力を発揮できるようになれればと思います．私も頑張っていきたいと思います．

竹市 介護の現場でも医療の現場でも，義歯は絶対につきものです．看護師も，義歯を取り扱う者としては，プロとして義歯について学ばなければいけないなと改めて思いました．

森田 私は既に歯科衛生士さんとはうまく連携しているので，今後は歯科医師とも連携していければと思っています．そして歯科医療職にも，患者さんが「何を食べているのか」という点に興味をもっていただけるよう，栄養士と連携していただければと思います．「義歯と食との関係」つまり，「義歯で何を食べているのか」「調整期間に何を食べているのか」そんな視点をもっていただけるようサポートしていきたいです．

武井 歯科衛生士会としての取り組みが，現場のニーズに応えることになるという確信がもてました．これからも「生活のなかでおいしく食べられる」，そんな支援ができるように努力をしていきたいと思います．

● 参考資料
1) 藤本篤士ほか：5疾病の口腔ケアチーム医療による全身疾患対応型口腔ケアのすすめ．医歯薬出版，東京，2013．
2) 藤本篤士ほか：続5疾病の口腔ケアプロフェッショナルな実践のためのQ&A55．医歯薬出版，東京，2016．

Chapter 1

義歯の基本を知ろう

- ❶ 義歯の概論
  ──基本的な製作過程と構造
- ❷ 言葉の障害や嚥下障害患者の
  口腔装置としての義歯
- ❸ さまざまな義歯
- ❹ 義歯のトラブルと修理

義歯の概論
──基本的な製作過程と構造

北海道大学大学院歯学研究科口腔機能学講座口腔機能補綴学教室　横山敦郎

● 義歯治療とは？
―意義と目的―

　義歯治療の目的は，喪失した歯や歯周組織の形態的ならびに機能的な回復を行うとともに継発する疾病の予防を図ることで，"治療"の面と"リハビリテーション"の面をあわせもっていることが特徴です[1]．有床義歯は，すべての歯が失われた無歯顎を対象とする全部床義歯（総義歯／フルデンチャー）と部分的な歯列の欠損を対象とする部分床義歯（パーシャルデンチャー）に大別されます．

● 義歯の構造について

1. 全部床義歯（図1）
◎義歯床
　顎堤ならびに口蓋粘膜を覆う部分．歯の喪失にともなって生じる歯槽骨などの周囲組織を形態的に回復するとともに，咬合力や咀嚼力を粘膜に伝達する．レジンや金属が使用されます．
◎人工歯
　失われた天然歯の形態と機能の代用をはたす部分．陶材，レジン，硬質レジンおよび金属が使用されます．

2. 部分床義歯（図2）
　義歯床と人工歯は，全部床義歯と同様です．
◎支台装置
　義歯を支台歯と連結するための装置．歯の欠損部に隣接して設置され，維持（離脱に抵抗すること），支持（沈下に抵抗すること）および把持（側方力に抵抗すること）の主体をなす直接支台装置，欠損部から離れた歯に設置され，おもに義歯の回転に抵抗する間接支台装置，維持作用はなく，機能が限定される補助支台装置に分類されます．クラスプ，アタッチメント，レストなどが使用されます．
◎連結子（連結装置）
　義歯床と義歯床，義歯床と支台装置を連結する大連結子とクラスプやレストなどの支台装置を義歯床や大連結子に連結する小連結子があります．大連結子としては，バーやプレートなどが使用されます．

● 基本的な義歯治療過程

1. 診察・検査・診断（図3，図4）
　来院した患者に医療面接を行い，主訴，既往歴，現病歴などを把握するとともに，患者との良好な信頼関係を構築します．次いで，全身，口腔外の診察（顔貌や顎関節など），口腔内の診察（顎堤粘膜，口蓋，口腔底，舌，唾液など，

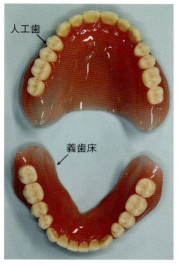
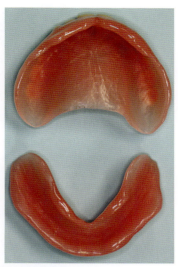

① 咬合面観　　　　　　　　　　　　② 粘膜面観

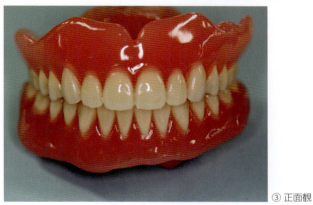

③ 正面観

図1 全部床義歯　全部床義歯は人工歯と義歯床の2つの部分から構成される．

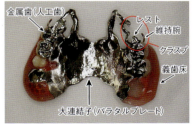
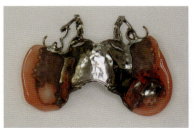

① 咬合面観　　　　　　　　　　　　② 粘膜面観

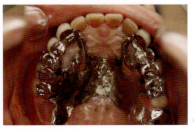

③ 装着後咬合面観

図2 部分床義歯
直接支台装置としてクラスプ，間接支台装置としてレスト，大連結子としてパラタルプレート，人工歯として金属歯が使用されている．クラスプのレストは支持，維持腕は維持を担う．

1　義歯の概論——基本的な製作過程と構造

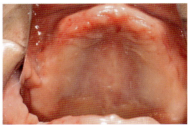

① 上顎口腔内　　　　　② 下顎口腔内

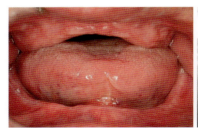
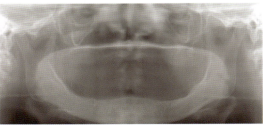

③ 正面観　　　　　　　④ オルソパントモエックス線写真

図3 無歯顎

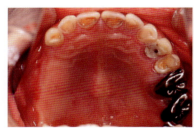
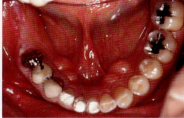
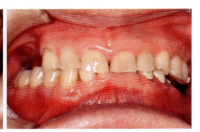

① 上顎咬合面観　　② 下顎咬合面観：両側の小臼歯舌側に骨隆　③ 正面観：咬合高径が低下している．
　　　　　　　　　　　起が認められる．

図4 部分欠損歯列

部分床義歯においては現在歯を含めて），現在使用している義歯，エックス線写真による検査を行います．これらをもとに診断を行い，義歯の設計を含めて治療計画を立案します．

2. 前処置（図5，図6）

　義歯治療に際して，ただちに製作が困難な場合は必要に応じて前処置を行います．前処置には，骨隆起や小帯などに対する外科的処置，咬合，粘膜，さらに部分床義歯における支台歯に対して行われるレストシートやガイドプレーンの形成などの補綴的処置があります．

3. 印象採得

　有床義歯の印象は，概形印象と精密印象の2段階で行われることが多いです．

◎概形印象（図7）

　印象域の決定や研究用模型の作製のために既製のトレーとアルジネート印象材やコンパウンド印象材を用いて行われます．得られた研究用模型から個人トレーを製作します．

◎精密印象（図8，図9）

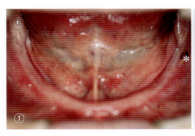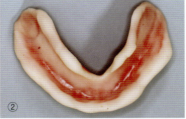

図5 前処置（粘膜調整）
① 下顎臼歯部床縁部にびらんが認められる（＊部）．② ティッシュコンディショナーを用いた粘膜調整．

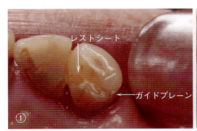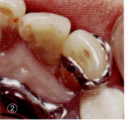

図6 前処置（ガイドプレーンとレストシートの形成）
① 上顎犬歯に形成されたガイドプレーンとレストシート　② 義歯装着時

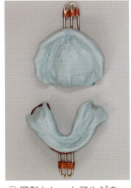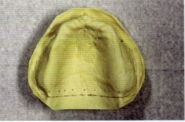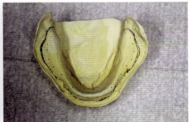

① 既製トレーとアルジネート印象材を用いた上下無歯顎患者の概形印象．　② 上顎研究用模型　③ 下顎研究用模型

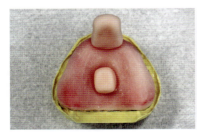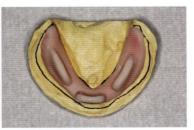

④ 上顎全部床義歯用個人トレー　⑤ 下顎全部床義歯用個人トレー

図7 概形印象，研究用模型，個人トレー

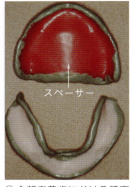
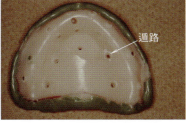
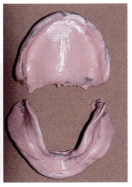

① 全部床義歯における精密印象：筋形成終了後（上顎トレーにはスペーサーが装着されている）[2].

② 上顎トレー：スペーサーを除去し，印象圧を小さくするために遁路を形成した．

③ 上下精密印象：シリコーン印象材使用[2].

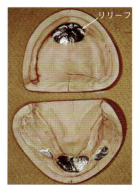
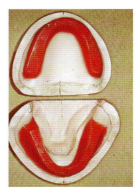

④ 上下顎作業用模型：鉛箔にてリリーフが施されている．

⑤ 上下顎咬合床

図8 全部床義歯における精密印象，作業用模型，咬合床

　研究用模型から製作された個人トレーを用いて，口唇や頬，舌の機能時の動きを記録するために筋圧形成を行った後に，シリコーンラバー系印象材などの流れのよい印象材を用いて行われます．部分床義歯においては，粘膜と歯根膜という被圧変位量が異なる2つの組織を対象とするため，オルタードキャスト法などの特殊な印象法が用いられることもあります．

　印象採得後，印象に石膏を注入し，作業用模型を製作し，必要に応じてリリーフやブロックアウトを行った後に，咬合床を製作します．

4．咬合採得（図10）

　咬合採得とは上下顎の三次元的位置関係を記録することです．特に無歯顎を対象とする全部床義歯においては，咬合関係が失われているため，上下顎の顎間関係を決定するとともに記録する必要があります．歯の欠損が少なく，咬頭嵌合位が明確な部分床義歯においては，ワックスやシリコーンラバー系材料が使用されますが，歯の欠損が多い部分床義歯や全部床義歯においては，咬合床が用いられます．全部床義歯の咬合採得は，形態的および機能的根拠に基づき①垂直的顎間距離（咬合高径）の決定，②

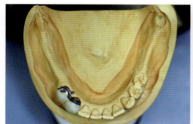
①下顎作業用模型

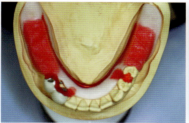
②下顎咬合床

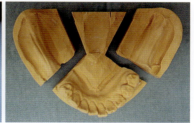
③オルタードキャスト法1：解剖学的印象により得られた作業用模型の分割.

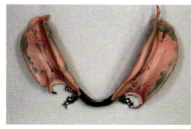
④オルタードキャスト法2：フレームワークを用いて機能印象を行う.

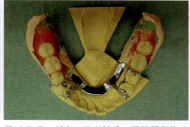
⑤オルタードキャスト法3：機能印象後のフレームワークを模型に戻す.

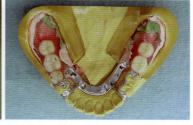
⑥オルタードキャスト法4：機能印象により得られた模型

図9 部分床義歯における作業用模型，咬合床，オルタードキャスト法

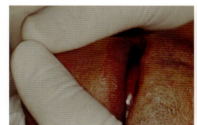
①下顎を中心咬合位への誘導[2]

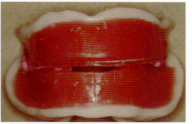
②咬合採得後の標示線が記入され固定された上下咬合床正面観

図10 全部床義歯における咬合採得

水平的顎間関係の決定，③標示線記入と上下咬合床の固定の順で行われます．咬合採得後に，人工歯を選択します．

5. 試　適（図11，図12）

咬合採得後，上下顎模型を咬合器に装着し，支台装置および連結装置の製作（部分床義歯），人工歯排列，歯肉形成を行います．次いで，ろう義歯を患者の口腔内に試適し，審美性，人工歯排列，咬合，義歯床の適合性，発音，部分床義歯においては，支台装置や連結装置の適合性を確認し，必要な場合は修正を行います．試適後に，ろう義歯をフラスクに埋没し，重合後，取り出し，研磨を行います．全部床義歯においては，重合後咬合器に再装着し，咬頭嵌合位における均等な咬合接触と偏心位における咬合平衡を達成するために，削合を行います．研磨後の義歯は患者来院時まで変形を避けるため水中に保管します．

6. 装　着（図13，図14）

重合によるレジンの変形などのため，完成し

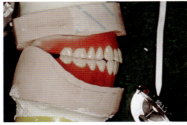
① 人工歯排列後の側方面観

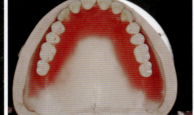
② 上顎咬合面観

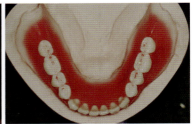
③ 下顎咬合面観

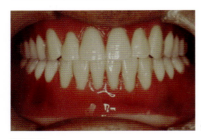
④ 試適時正面観

図11 全部床義歯における人工歯排列，試適

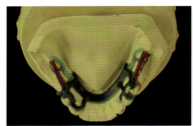
① ワックスアップが終了したフレームワーク

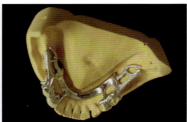
② 鋳造し模型に試適したフレームワーク

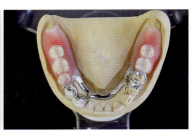
③ ろう義歯

図12 部分床義歯における支台装置，連結装置（フレームワーク）の作製と人工歯排列

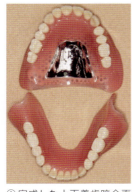
① 完成した上下義歯咬合面観[2)]
② 完成した上下義歯粘膜面観[2)]

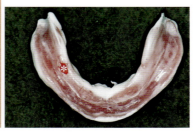
③ シリコーン印象材による適合性の確認（＊は，強い接触が認められる部分）

図13 全部床義歯装着　上顎は金属床義歯

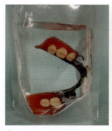 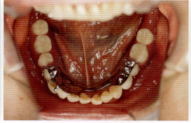 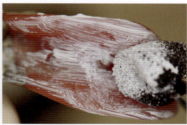

①完成し水中保管されている下顎部分床義歯　②装着された下顎部分床義歯　③ペースト適合検査材による適合性の確認

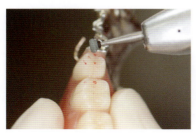

④装着時の咬合調整

図14 部分床義歯の装着

た義歯を口腔内に装着するには調整が必要となります．義歯を試適し，床縁（位置，長さ，形態），粘膜面の適合性，咬合，部分床義歯においては支台装置の適合性を適合検査材や咬合紙を用いて検査し，調整します．

装着時には，患者に対して，①義歯への慣れ，②摂食，③清掃（機械的清掃と化学的洗浄），④夜間の義歯取り扱い（基本的には就眠時には義歯を装着しない），⑤リコールの重要性，⑥部分床義歯では着脱方法について指導を行います．

7. 治療の評価

義歯治療の目的は，形態的ならびに機能的な回復であることから，患者の主観的評価や客観的評価が必要です．主観手評価にはOHIP-J[3]などのアンケート調査，客観的評価には，咀嚼能率評価[4]などがあります．

（使用した写真の一部は，玉野真里果先生のご厚意によるものであることを付記いたします）

● 参考文献

1) 大川周治，平井敏博：第3版無歯顎補綴治療学．医歯薬出版，東京，2016；2-4．
2) 横山敦郎，岡﨑光正：歯科臨床あるある大辞典（総義歯編）．北海道歯科医師会，北海道，2007；2-4．
3) Yamazaki M, Inukai M, Baba K, John MT. Japanese version of Oral Health Impact Profile (OHIP-J). J Oral Rehabil 2007; 34: 159-168.
4) Kobayashi Y, Shiga H, Yokoyama M, Arakawa I, Nakajima M. Differences in masticatory function of subjects with different closing path. J Prosthodont Res 2009; 53: 142-145.

言葉の障害や嚥下障害患者の口腔装置としての義歯

一般社団法人 TOUCH　舘村　卓

　口腔装置は，訓練と併せて行うことによって社会参加に必要不可欠な2つの口腔機能，つまり「口から食べることと言葉を話すこと」を支援できる歯科だけが可能な方法です．その代表は，保険診療として認められている発音補整装置と嚥下補助装置です［参照→コラム1］．残念ながら，形態の紹介に留まり，奏効する生理学的背景についての解説も教育もほとんどされていないことで，合理的な口腔装置を用いた療法が行われずに期待した結果が得られていないのが現状です．本項では，口腔装置の効果発現の背景について解剖学的・生理学的見地から説明します．

軟口蓋挙上装置（PLP：Palatal Lift Prosthesis）（図1）[1]

　軟口蓋の前後長は正常であるにもかかわらず，発音時に軟口蓋で口腔と鼻腔を分離できず，開鼻声となり，構音機能の発達過程では代償性構音障害の原因となる口蓋帆咽頭（いわゆる鼻咽腔）閉鎖機能（velopharyngeal function：VPF）の不全症（velopharyngeal incompetence：VPI）に対しての装置です．VPIの原因は，軟口蓋の器質欠損や組織量不足，VPFに関わる筋群の機能障害（脳血管障害後，神経難病など），口蓋帆挙筋機能の調節の誤学習，口蓋帆挙筋の筋疲労の4つがあります．PLPは器質欠損以外の軟口蓋を挙上する口蓋帆挙筋機能に問題があるVPIに用いられます．口蓋床後縁から軟口蓋に延長した「軟口蓋挙上子」によって，軟口蓋を口蓋平面まで挙上することでPLPは奏効します．

発音補整装置（バルブ型）

　VPIに対する装置として，バルブ型装置（図2）も紹介されることがあります．適応は重度のVPIとされていますが，明確な適応基準は示されていません．VPIの重症度には，正常に近い境界線上の軽度不全から軟口蓋の器質欠損による実質的な重度不全まで無段階に連続することを考えると，製作過程から全く異なる二種の

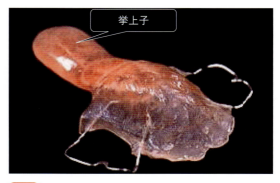

図1 軟口蓋挙上装置
通常成書に紹介されているものとは異なり，段階的に挙上子を延長するタイプである．

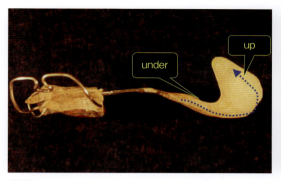

図2 under-and-up 型のバルブ型装置
安静時の軟口蓋の形状に合わせて作られるため，装置自体が発音時の舌運動を障害する．

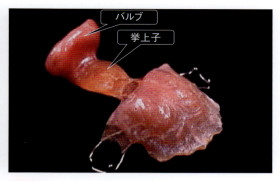

図3 hybrid 型の Bulb-PLP
段階的に軟口蓋を口蓋平面まで挙上した後にも発音時に咽頭に空隙があればバルブを付加する．

装置の使い分けの基準は存在しないのが当然となります．すなわち，どのような症例であっても，まずPLPを作成し，軟口蓋が口蓋平面にまで挙上された段階で閉鎖状態の評価を内視鏡検査などによって行い，不全部分が残存していれば，挙上子後端に栓塞子を付加した装置とする（図3）ことが妥当です[1]．次に，PLPについて解説します．

PLPの効果に関わる解剖生理学

軟口蓋の挙上レベルは，口蓋帆挙筋，口蓋舌筋，口蓋咽頭筋の3種の筋が，相互に上下方向から軟口蓋を牽引するような様式で引っ張り合って決定されます[2]が，その主体は口蓋帆挙筋による軟口蓋の挙上運動です．口蓋帆挙筋は，頭蓋底から起こり，咽頭側壁を斜め下方に走行した後，軟口蓋の中央で左右の筋線維が入り混じって筋束を形成しています．発音開始に約310〜340 msec先立って軟口蓋の挙上運動と咽頭側壁の内方運動が生じて口腔鼻腔分離が達成され，その後に発声時呼気が発生して口腔内圧が高まり，閉鎖性子音が表出されます．すなわち，PLPの効果は軟口蓋を挙上すること

にあるのではなく，口蓋帆挙筋の走行から考えると，軟口蓋が，口蓋平面の高さまで挙上され，咽頭後壁との接触部の両側に残存する空隙を咽頭側壁が口蓋帆挙筋の活動によって閉鎖することによって得られます[3]．このことは，バルブ型の効果もバルブが口蓋平面を横切る高さに位置することで咽頭側壁によって閉鎖されることになります．

口蓋帆挙筋活動

正常なVPFでは，可及的最大強度でblowing動作をした際の口蓋帆挙筋活動を100％とすると，blowing時の筋活動は口腔内圧に相関し，speechではおおむね最大筋活動の30％程度になります[4]（図4）．

一方，VPIの場合，その重症度によって幾分相違するものの，speechでは70％以上の筋活動になります[5]（図5）．すなわち，VPIの場合，持続的な発音では口蓋帆挙筋に疲労が生じます[6,7]．装置を装着すると，口腔鼻腔分離に必要な作業量は減少するため，疲労性が軽減されます．すなわち，装置装着の効果は，物理的な口腔鼻腔の分離効果だけではなく，関連する筋群の疲労が軽減されることで持続的に発音が可能

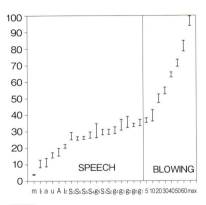

図4 健常者でのblowing時とspeechでの口蓋帆挙筋活動
blowing時は口腔内圧と相関し，speechは最大筋活動の30％程度で行われる．発音時に咽頭に空隙があればバルブを付加する．

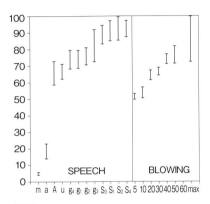

図5 軽度不全例でのblowing時とspeechでの口蓋帆挙筋活動
blowing時に口腔内圧と相関するが，speechには最大筋活動の70％程度必要である．

になることにあります．

嚥下時の口蓋帆挙筋活動

嚥下時にも口腔と鼻腔は軟口蓋で分離されることから，PLPが嚥下障害にも奏効するとしている成書がありますが，生理学的には疑問は多いです．speechでは，前述のように，口蓋帆挙筋，口蓋舌筋，口蓋咽頭筋は同時に活動します[2]が，嚥下時の3筋の活動タイミングは時系列的に異なります．

硬軟口蓋移行部近傍に食塊が到達すると，口蓋帆挙筋が活動して口峡を開大し，食塊が咽頭に流入した後に口蓋舌筋の反射性収縮によって口峡が再閉鎖されます．すなわち，口蓋帆挙筋活動のpeakと口蓋舌筋のpeakは異なります[8]（**図6**）．

このことは，本来speechに用いるPLPが嚥下障害に有効であるうえで，特別の条件があることを意味します．すなわち，口蓋帆挙筋機能の低下によって口峡の開大に問題があるものの，挙上した軟口蓋に舌を接触させるための口蓋舌筋機能には問題がない場合に限られ，この

条件を満たさない場合にはPLPは無効になります．例えば，球麻痺タイプのALSの初期の開鼻声の改善に有効であったPLPも，病態の進行による全身筋機能の低下に伴って口蓋舌筋機能も低下した場合，PLPで挙上された軟口蓋に舌を引き上げることができず，口峡の再閉鎖が障害されて却って嚥下障害は重度化します．

嚥下補助装置（PAP：Palatal Augmentation Plate）

嚥下補助装置は，舌が口蓋との間で食塊の送り込み圧を形成できない場合に用いられる装置です．本来は，舌の器質欠損のために残存舌を含めて舌と口蓋の接触圧が弱い場合に用いられる口蓋床です（**図7**）．近年，神経筋疾患や脳血管障害等での舌圧が弱い場合にも用いられるようになりましたが，単に装置の口蓋部を厚くしただけでは奏効しません．

PAPが奏効する条件

食塊の先端が口蓋舌弓に接触すると，軟口蓋

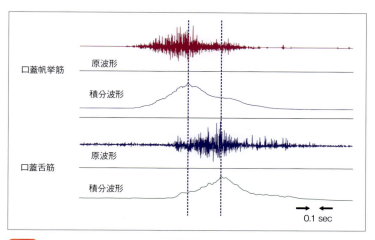

図6 嚥下時の口蓋帆挙筋と口蓋舌筋の活動
口蓋帆挙筋がpeakを示して口峡が開大した後，口蓋舌筋が活動して口峡を再閉鎖する．

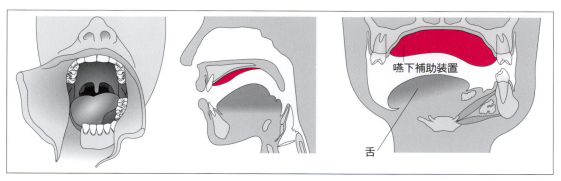

図7 嚥下補助装置（PAP：Palatal Augmentation Plate）

は口蓋帆挙筋の活動によって挙上して口峡を開き，同時に前口蓋弓で舌側縁が持ち上げられるため，舌は「すべり台」状に変化し，食塊は咽頭に入り込み始めます．舌は口蓋との間で食塊を後方へ送りつつ，より広く口蓋に接触し，その接触部は後方に展開し，口蓋腱膜を圧迫しつつ口蓋舌筋の活動も伴って口峡を再閉鎖します．

口蓋腱膜を舌が圧迫すると，より大きな推進力が得られます．このメカニズムは以下のとおりです．

口蓋腱膜は，左右の口蓋帆張筋の終末の筋線維が入り混じった腱膜です．口蓋帆張筋は，頭蓋底から起こり，蝶形骨の内側翼状突起に沿って下行し，同突起先端の翼突鈎で走行を水平方向に変え，反対側の口蓋帆張筋と混じりあって口蓋腱膜を形成します．翼突鈎の高さは口蓋平面より低い位置にあることと硬口蓋の後方から移行するため，口蓋腱膜は上方にふくらんだドーム状になっています．口蓋帆張筋には筋紡錘が多く分布している[9]ため，ドーム状の口蓋腱膜を舌が食塊を押しつぶしながら上方に押すと口蓋帆張筋は急激に伸展されます．筋紡錘の作用によって反射性に口蓋帆張筋は収縮し口蓋腱膜（水平部）も左右に引き伸ばされることで下方への力が発生してより強い送り込み圧になります（図8）．

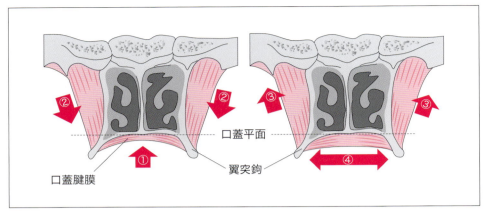

図8 口蓋腱膜による食塊の推進力が増大されるメカニズム
翼突鈎は口蓋平面より下方にある．筋紡錘は口蓋帆張筋の垂直部に多く分布している．腱膜が上方に圧迫されると（①），口蓋帆張筋は牽引される（②）ことで筋紡錘が反応して，垂直部が収縮する（③）結果，腱膜は平坦化する（④）．

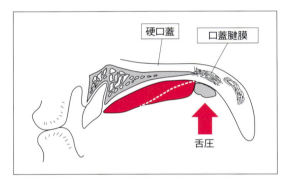

図9 硬口蓋から口蓋腱膜部への移行が段差的である場合の問題
PAPの後縁が口蓋腱膜部へ移行的になっておらず，分厚くなっている場合，舌圧は口蓋腱膜に負荷されないため，口蓋腱膜を舌が押し上げることができず，口蓋腱膜の平坦化が生じない．その結果，食塊の送り込みは障害される．図中破線のように，硬口蓋後方部での厚さは，硬軟口蓋部に向けて移行的になることが必要である．

このことは，PAPの形状を決定する上で重要なことです．PAPで送り込みを補助したとしても口蓋腱膜を舌が押すことができなければ，食塊は咽頭に送り込まれません．すなわち，図9のような口蓋腱膜の前方に段差の生じるようなPAPは効果がなく，口蓋腱膜を圧迫できる構造が必要になります．

おわりに

口腔装置療法は，良質の医科歯科連携を進め得る，歯科だけが可能な療法です．本項では口腔装置の奏効する背景についてのみ記述しましたが，背景理論を知ることで歯科から生活参加の支援を行えることが可能になることを歯科医療者自身が知る必要があります．

参考文献

1) 舘村 卓：軟口蓋挙上装置（PLP）（第1版 口蓋帆・咽頭閉鎖不全）医歯薬出版，東京，2012，113-121．
2) Moon JB, Smith AE, Folkins JW, Lemke JH, Gartlan M.：Coordination of velopharyngeal muscle activity during positioning of the soft palate. Cleft Palate Craniofac J., 31（1）：45-55, 1994.
3) 舘村 卓：軟口蓋挙上装置（PLP）（第1版 口蓋帆・咽頭閉鎖不全）医歯薬出版，東京，2012，108-109．
4) Kuehn DP, Moon JB：Levator veli palatine muscle activity in relation to intraoral air pressure variation. Journal of Speech and hearing Research, 37：1260-1270, 1994.
5) Kuehn DP, Moon JB：Levator veli palatine muscle activity in relation to intraoral air pressure varia-

tion in cleft palate subjects. Cleft Palate-Craniofacial Journal, 32：376-381, 1995.
6) Tachimura T, Nohara K, Fujita Y, Wada T.：Effect of a speech prosthesis on electromyographic activity levels of the levator veli palatini muscle activity during syllable repetition. Archives of Physical Medicine and Rehabilitation, 83（10）：1450-1454, 2002.
7) Tachimura T, Nohara K, Satoh K, Wada T.：Evaluation of fatigability of the Levator veli palatini muscle during continuous blowing using power spectra analysis. Cleft Palate-Craniofacial Journal, 41（3）：320-326, 2004.
8) 舘村　卓：食物物性および一口量の嚥下機能に対する影響—口蓋帆咽頭閉鎖機能に焦点を当てて—．日本味と匂学会誌，17（2）：87-96，2010．
9) Kuehn DP, Templeton PJ, Maynard, JA：Muscle spindles in the velopharyngeal musculature of humans. J Speech Hear Res. 1990 Sep；33（3）：488-493.

社会参加を支援できる口腔装置の利用を保険制度が妨害する？

COLUMN

　スピーチエイドなどの発音補整装置は，診療報酬点数表においては「M025口蓋補綴，顎補綴」扱いになっています．点数表の解説には「(3) 口蓋裂に起因する鼻咽腔閉鎖機能不全による言語療法のため鼻咽腔閉鎖機能改善の必要があり（以下略）」となっており，厳密に従うと適用は口蓋裂に限定されてしまいます．しかしながら，鼻咽腔閉鎖不全症は，脳血管障害，筋萎縮性側索硬化症などの神経筋疾患，軟口蓋腫瘍術後，外傷性頭部障害等の多様な原因で生じ，装置が有効であることについても報告もされています[1]．これらの原因での口腔装置の保険適用に関しては，解釈の厳密性の地域性もあるかもしれず，確認をいただくほうがよいかもしれません．多くの患者さんの音声言語障害を改善し，社会参加を支援できる素晴らしい装置なのに，保険制度自体が患者さんの社会参加を妨げるという奇妙なことになっています．是非とも関連団体には適用を広げるための活動をお願いしたいものです．

● 参考文献
1) 舘村　卓，高英保，米田真弓ほか：軟口蓋挙上装置による脳卒中症例における鼻咽腔閉鎖機能の改善—鼻咽腔内視鏡所見および口蓋帆挙筋筋電図による検討—．音声言語医学，39：16-23, 1998.

（一般社団法人TOUCH　舘村　卓）

③ さまざまな義歯

和田精密歯研株式会社　梶原俊一・樋口鎮央

喪失歯の部位や本数により，さまざまな形や素材を選択し，義歯は製作されます．本項では，さまざまな義歯の利点と欠点，またメインテナンス方法や取扱注意点を解説します．

● Co-Cr 金属床義歯（図1，2）

金属部分にコバルトクロム合金を用いた義歯．

◎利点
- 高強度で設計の自由度がある．
- 比較的薄くできる．
- 熱伝導もよく清潔．
- 金属味がほとんどなく味覚変化が起こりにくい．

◎欠点
- 金属部の修理で困難な場合がある（レーザー溶接機の普及で修理がしやすくなった）．
- まれに金属味を感じることがある．

◎メインテナンス
- 食後に義歯洗浄剤を使用する．

◎取扱注意点
- 空気中に放置しない．
- 乾燥させない．

● Ti 金属床義歯＋イオンプレーティング加工（図3）

金属部分にチタンを用い，さらに金属表面処理した義歯．

◎利点
- アレルギー反応が起きにくい．
- 生体親和性がよい．
- 金属味がほとんどしない．
- 軽くて強靭．

◎欠点
- Co-Cr 金属床に比べて高価．
- 少し暗い金属色である．

◎メインテナンス
- 食後に義歯洗浄剤を使用する．

◎取扱注意点
- まれに薬などで変色する場合がある．

● ゴールド金属床（図4）

金属部分に金合金を用いた義歯．

◎利点
- 生体親和性がよい．
- 腐蝕による変色が起きにくい．
- 熱伝導がよく，食べ物の温度も伝わりやすい．
- みためが豪華．

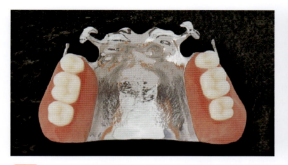
図1 Co-Cr金属床義歯（部分床義歯/自費義歯）

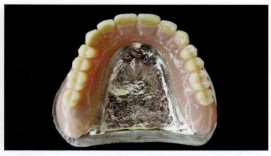
図2 Co-Cr金属床義歯（全部床義歯/自費義歯）

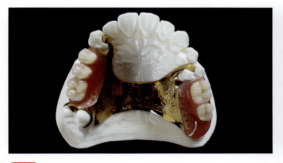
図3 Ti金属床義歯＋イオンプレーティング加工（部分床義歯/自費義歯）

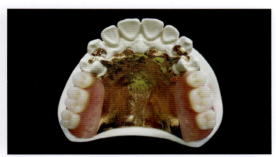
図4 ゴールド金属床（部分床義歯/自費義歯）

◎欠点
- 金属価格が高額．
- 金属の比重が大きいので義歯の重量が重い．

◎メインテナンス
- 食後に義歯洗浄剤を使用する．

◎取扱注意点
- まれに薬などで一部変色する場合がある．

● レジン床義歯（図5）

床部分にアクリル樹脂を用いた義歯．

◎利点
- 健康保険適用なので安価．
- 汎用樹脂なので修理が比較的簡単．
- 治療期間が比較的短い．

◎欠点
- 吸水性が高い．
- 熱伝導性が悪い．
- 強度をえるために厚くなる．
- 耐久性に劣る．
- 汚れや臭いがつきやすい．
- 長期的に変色や摩耗が起きやすい．

◎メインテナンス
- 食後に義歯洗浄剤を使用する．

◎取扱注意点
- まれに薬などで一部変色する場合がある．

● 磁性アタッチメント義歯（図6）

維持力として磁力を用いた義歯．

◎利点
- 磁力により維持力が増し安定感がある．
- 歯根を利用するのでかみ心地がよい．

◎欠点
- MRIなどの撮影に適さないことがある．
- 空港の金属探知機通過の際，提示するカー

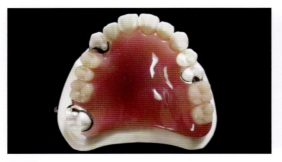

図5 レジン床義歯（部分床義歯/保険義歯）

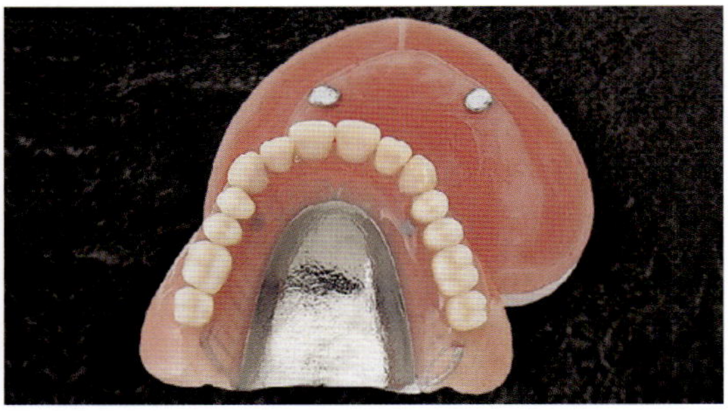

図6 磁性アタッチメント義歯（全部床義歯/自費義歯）

ドを渡すことがある．

ノンメタルクラスプ義歯（図7）

金属クラスプを用いない義歯．

◎利点
- 金属クラスプがないので審美的．
- 高強度の樹脂を使用するので比較的薄くできる．
- 比較的軽くてじょうぶ．
- 弾力性があり装着感がよい．
- 汚れや臭いがつきにくい．

◎欠点
- アンダーカットが少ない歯には適さない．
- 使用する樹脂によっては修理できないことがある．

◎メインテナンス
- 軟毛歯ブラシなどで清掃．

◎取扱注意点
- 使用樹脂によって扱いが異なるので確認する．

スマートデンチャープレミアム（図8）

金属クラスプを用いず樹脂の濃度を上げた義歯．

◎利点
- 汚れがつきにくい．
- 臭いがほとんどつかない．
- 疲労強度が強く，経年変化による劣化が少ない．
- 耐加水分解性が高い．
- 薄く，軽く，弾力性があり装着感に優れている．

◎欠点
- アンダーカットが少ない歯には適さない．
- 使用する樹脂によっては修理できないことがある．

◎メインテナンス
- 軟毛歯ブラシなどで清掃．

◎取扱注意点
- 使用樹脂によって扱いが異なるので確認する．

コーヌス義歯（図9）

茶筒のように内冠と外冠で維持する義歯．

◎利点
- クラスプレスで審美的．
- 内冠と外冠に分かれる2重構造なので清掃性がよい．

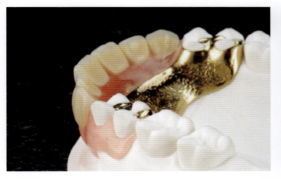

図7 ノンメタルクラスプ義歯（部分床義歯/自費義歯）

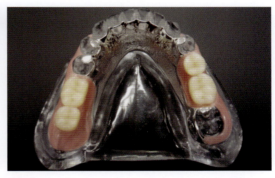

図8 スマートデンチャープレミアム（自費義歯）
ポリアミド系樹脂「アルティメット」を使用．

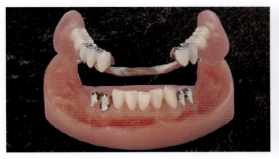

図9 コーヌス義歯（部分床義歯/自費義歯）

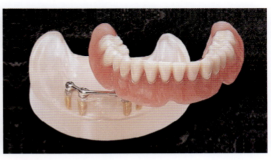

図10 インプラントオーバーデンチャー（自費義歯）

◎欠点
・治療期間が長い．
・貴金属を使用するため高価．

◎メインテナンス
・食後に義歯洗浄剤を使用する．

◎取扱注意点
・落下による変形に注意する．

● インプラントオーバーデンチャー（図10）

インプラントを支台としてアタッチメントを用いた義歯．

◎利点
・義歯を支える力が増す．
・粘膜の負担を軽減できる．
・義歯の維持・安定がよい．

◎欠点
・外科的手術を伴う．
・治療期間が長期になる．
・費用が高価．

◎メインテナンス
・義歯の下部にインプラントがあるので毎日の清掃が大切．

● テレスコープ義歯（図11）

クラスプを用いず，内冠，外冠を用いた義歯でコーヌステレスコープ，リーゲルテレスコープ，レジリエンツテレスコープなどがある．

◎利点
・クラスプレスで審美的．

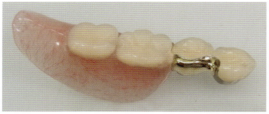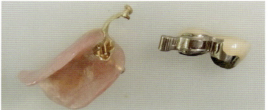

図11 テレスコープ義歯（部分床義歯/自費義歯）

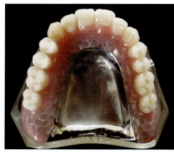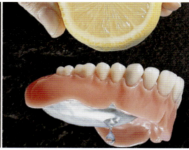

図12 トルティッシュプレート（全部床義歯/自費義歯）
口蓋部分にSUS316のメッシュを使用.

- ・装着感がよい.
◎欠点
- ・構造が少々複雑で修理が難しい場合がある.
- ・貴金属を使用するので高価になる.
- ・治療期間が比較的長い.
◎メインテナンス
- ・食後に義歯洗浄剤を使用する.
◎取扱注意点
- ・遊離端義歯の場合に歯肉が痩せることがあるので歯科医院に定期的な受診が必要である.

● トルティッシュプレート（図12）

　口蓋部に唾液や液体が通るメッシュプレートを用いた義歯.
◎利点
- ・味，熱を感じることができる.
◎欠点
- ・メッシュ部分に食渣が残りやすい.
- ・メッシュ部の修理が困難.
◎メインテナンス
- ・毎食後に超音波洗浄が必要.

● ソフトプレートデンチャー（図13）

　粘膜面は軟性素材（クッション性）を裏装し二重構造のレジン床義歯.
◎利点
- ・顎堤にアンダーカットがある症例に用いる.
- ・かみ心地がよい.
- ・痛みが出にくい.
◎欠点
- ・軟性素材の耐久性が低い.

● スルフォン義歯（図14）

　床部分にスルフォンを用いた義歯.
◎利点
- ・吸水性が少なく衛生的.

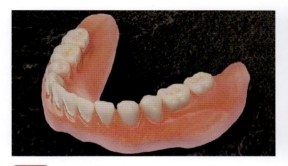
図13 ソフトプレートデンチャー

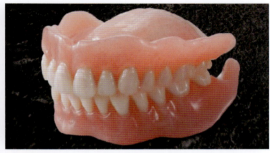
図14 スルフォン義歯（全部床義歯/保険義歯）

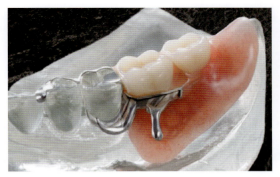
図15 カムデンチャー（部分床義歯/自費義歯）

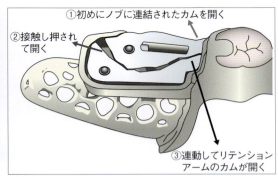
図16 カムデンチャーの構造と仕組み

・耐久性に優れ破損しにくい．

◎欠点
・PMMAとは接着しないので修理などが難しい．

カムデンチャー（図15〜18）

人工歯の下部に「カム構造」とよばれる特殊な装置を内蔵し，リテンションアームを回転式にすることにより，開閉できるようになっている可撤性部分床義歯．

◎利点
・歯の削除量が少なく，比較的天然歯を守ることができる．
・着脱時に鉤歯に負担をかけない．
・片側遊離端で天然歯をレスト窩形成の最小限の削除量でリジッドサポートがえられる．
・鉤歯の植立方向に影響を受けにくい設計が可能．

◎欠点
・カム構造が複雑．
・構造物の清掃性が悪い（超音波洗浄機が必要）．
・カム構造物の高さが決まっているのでクリアランスに制限がある．
・カムユニットの大きさが決まっているため，6，7欠損のみとなる．

◎メインテナンス
・毎食後は超音波洗浄機での洗浄と定期的に，義歯洗浄剤による洗浄を行う．
・カム構造の分解洗浄はできない．

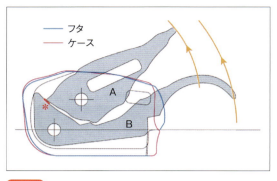

図17 カムデンチャーを開く
①AのノブMカムを開く．②＊部分が接触する事でリテンションアーム用カムBが開く．

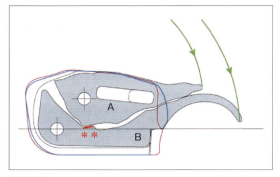

図18 カムデンチャーを閉じる
①AのノブMカムを閉じる
②＊＊部分が滑りながら接触しリテンションアーム用カムBが閉じる．

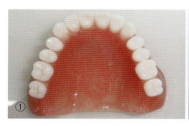
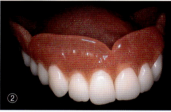
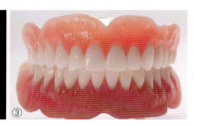

図19 パールデンチャー（全部床義歯/自費義歯）

◎取扱注意点
・食後は超音波洗浄する．

パールデンチャー（図19）

通常の人工歯より白い人工歯を用いた義歯．

◎利点
・ブリーチシェードの人工歯を使用．
・ラメ入りアクリル樹脂の使用で明るい．
・口元からの若返りをコンセプトとした製品．
・高級感があり華やか．

◎欠点
・レジン床義歯と同様．

義歯のトラブルと修理

日本大学松戸歯学部　有床義歯補綴学講座　河相安彦・伊藤誠康

義歯の修理に関するおもなトラブルは，①義歯床の破折，②人工歯の破折と脱離，③クラスプの破損があげられ，原因を把握したうえで，即日の対応が望まれます．ここでは，トラブルの原因と対処法および使用材料を中心に概説します．

● 義歯床の破折

義歯床の破折は義歯の使用期間により，原因が異なります．

1. 比較的新しい義歯の破折のおもな原因
① 義歯床の強度が当初から不足している場合．
② ブラキシズムなど持続的で過度な咬合力を有する場合．
③ 患者の不注意による破折．

2. 長期使用義歯の破折のおもな原因
① 義歯床に加わる繰り返しの力による疲労破壊．
② 顎堤吸収に伴う不適合を原因とする咬合力の不均等な配置．
③ 人工歯の咬耗に伴う咬合の変化．

などが考えられます．いずれも破折の原因を確定したうえで，原因を除きながらの対応が求められます．夜間ブラキシズムなどがある場合は，夜間取りはずしの指導を，また義歯清掃時はタオルや洗面所に水を張り，落下時も衝撃が加わらないよう指導しましょう．

3. 対応法

破折箇所が復元できる場合，破折片をシアノアクリレートで簡易接着を行います（**図1**）．床粘膜面のアンダーカットをブロックアウトし，床粘膜面に石膏を注入し模型を製作します（**図2**）．硬化したら模型を義歯からはずし，義歯の破折箇所を常温重合レジンの強度を確保するために最低3 mmの幅を有するようカーバイドバーで削除し，義歯を模型に戻します（**図3**）．常温重合レジンを筆積み法で十分な厚みを有するよう積層（**図4**）した後，加圧式重合釜に浸漬し，修理箇所の気泡の混入を防止します（**図5**）．レジン硬化後，形態修正と研磨を行います（**図6**）．義歯床粘膜面の不適合および咬合関係の不良が破折の原因と考えられた場合（**図7**），咬合調整を実施した後にリラインを行います．

● 人工歯の破折および脱離

人工歯の破折および脱離も義歯の使用期間により，原因が異なります．

1. 新義歯の人工歯破折および脱離のおもな原因
① 重合時の人工歯基底面や陶歯保持孔のワックスの残留．
② レジン塡入時のレジン分離材の人工歯へ

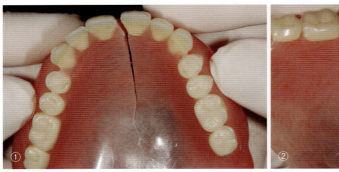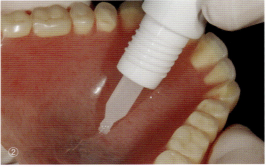

図1 簡易接着 破折箇所が復元できる場合，破折片をシアノアクリレートで簡易接着を行う．

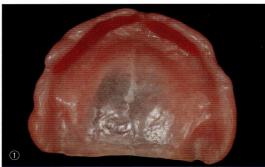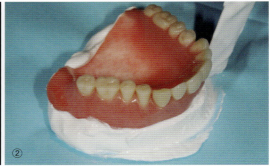

図2 アンダーカットのブロックアウト 義歯床粘膜面に石膏を注入する前に行う．

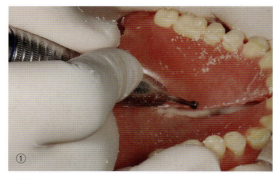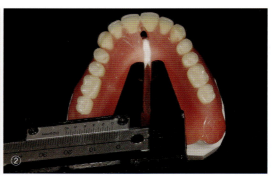

図3 破折箇所の削除 石膏模型製作後，最低3mmの幅を有するようカーバイドバーで破折箇所を削除する．

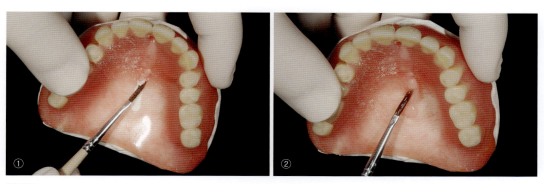

図4 十分な厚みを出す　常温重合レジンを筆積み法で十分な厚みを有するよう積層する．

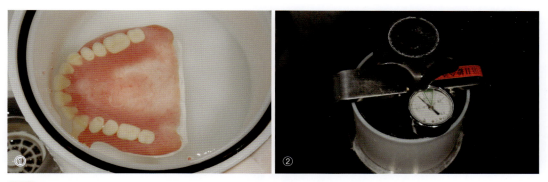

図5 加圧釜に浸漬して重合を行う　修理箇所への気泡の混入を防ぎ，強度を保証する．

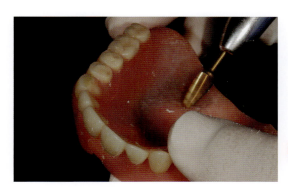

図6 形態修正と研磨
レジン硬化後，カーバイドバーで形態修正，レジン用研磨ポイントで研磨を行う．

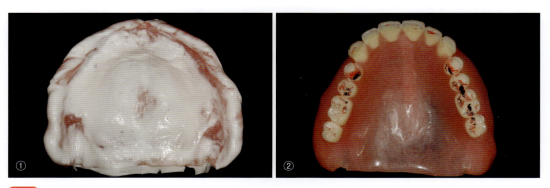

図7 咬合調整後にリラインを行う　修理後に義歯床粘膜面の不適合および咬合関係の不良が破折の原因と考えられた．

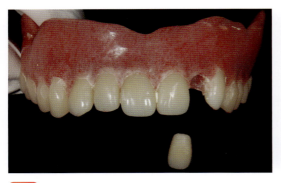

図8 脱離した人工歯
脱離した|2 の人工歯．人工歯に破折がないため，この人工歯を用いて修理を行う．

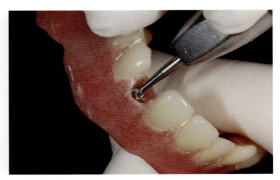

図9 新鮮面を露出させる
人工歯の基底部および床の接合部を，バーを用いて新鮮面を露出させる．このとき，人工歯の唇面および床の歯頸部は可及的に保存する．

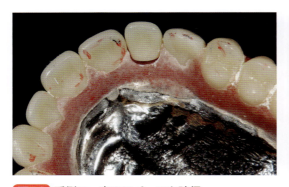

図10 舌側に一定のスペースを確保
舌側は，添加するレジンの層を確保する目的で，一定のスペースを設ける．

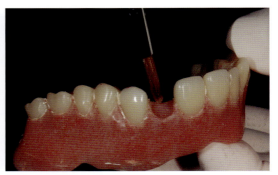

図11 常温重合レジンを舌側より筆積みで添加

の残留．

③ レジン塡入時の圧力不足による人工歯接合面との接着不良．

2. 長期使用義歯の人工歯破折および脱離のおもな原因

① 臼歯部の咬耗による前歯部の過度の接触
② 臼歯部への過重負担による破折

などが考えられます．義歯床の破折同様，原因を確定し，原因を除く対応が求められます．

3. 対応法

脱離した人工歯（図8）や隣在歯を参考に交換用の人工歯を選択します．人工歯の基底部および床の接合部を，バーを用いて新鮮面を露出させます（図9）．この際，人工歯の唇面および床の歯頸部は可及的に保存し，修理後に歯頸部の審美性が損なわれないようにします．舌側は，添加するレジンの層を確保する目的で，一定のスペースを確保します（図10）．常温重合レジンを用いて，舌側より筆積みで添加し（図11），人工歯を義歯床と接合させます（図12）．修理後は必ず咬合関係の検査を行い，早期接触（図13）の咬合調整を行います．陶歯が脱離した場合は，陶歯の保持孔またはピンが損傷していないかを確認し，損傷している場合は新たな人工歯を準備します．損傷していない場合，保持孔またはピンにレジンが機械的に重合後に結

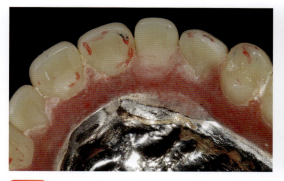

図12 人工歯を義歯床と接合させる

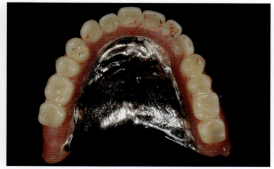

図13 修理後は必ず咬合関係の検査を行う
早期接触などの確認を行う．

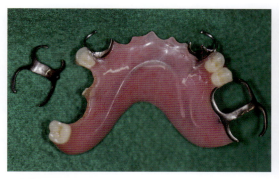

図14 クラスプの破折
7 4|4 5 部分床義歯のクラスプの破折のため来院した．6 5| 双歯鉤はクラスプ脚部根元で破折している．

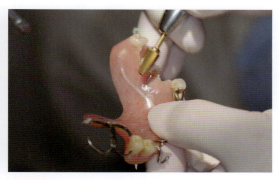

図15 クラスプ残部の除去
カーバイトバーなどを用いて破折片を除去し，新たなクラスプのスペースを削除しておく．

合するようにします．その後の修理方法は，レジン歯に準じて行います．

パーシャルデンチャーのクラスプの破折

1. クラスプ破折のおもな原因

① 義歯床の不適合．
② 義歯床，クラスプの設計の誤り．
③ クラスプの強度不足．
④ 技工過程での鋳造欠陥．

などが考えられます．破折部分をろう着あるいはレーザー溶接して修理することもありますが，破折部分のみのろう着は適切でなく，原則クラスプを再製作して修理します．

2. 対応法

クラスプは鉤脚部で破折しています（図14）．バーを用いてクラスプ残部を除去します（図15）．義歯のピックアップ印象を行います（図16）．鋳造クラスプの再製作を技工所に依頼する間，色の異なる常温重合レジンで仮封を行うと，削除の目安となり便利です（図17）．新たに製作した鋳造クラスプ（図18）を試適し，適合の確認と咬合調整を行います（図19）．義歯とクラスプが元の位置に戻ることを確認します（図20）．クラスプ脚部にサンドブラスト後，メタルプライマーを塗布するとレジンとの接着性が向上します（図21，表1）．常温重合レジ

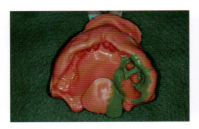

図16 義歯のピックアップ印象
義歯を口腔内に装着し, 寒天アルジネート連合印象法でクラスプ修理のためのピックアップ印象採得を行う.

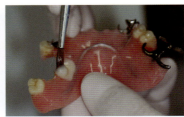

図17 色の異なる常温重合レジンで仮封
クラスプ再製作の間, 色の異なる常温重合レジンで仮封しておくと, 次回の修理の際に削除範囲の目安となる.

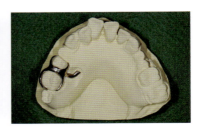

図18 新たに製作された鋳造鉤
鉤脚部は義歯床を削除したスペースにあり, 現義歯にある補強線と重ならない.

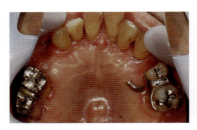

図19 適合の確認と咬合調整(ミラー像)
再製作されたクラスプを試適し, レストとレストシートの適合を確認後, 咬合接触の検査と咬合調整を行う.

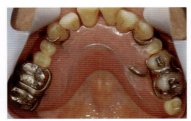

図20 義歯とクラスプの位置を確認(ミラー像)
義歯とクラスプを口腔内に戻し, 両者が元の位置に戻るか確認を行う.

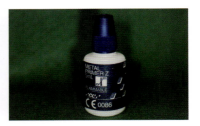

図21 メタルプライマーZ
鉤脚部にメタルプライマーZを塗布するとレジンとの接着性が向上する.

表1 即時重合レジン使用時の表面処理剤一覧

被接着材料	処理方法	商品名(例)
義歯床レジン	表面削除 + プライマー塗布(即重レジンのモノマーのみでも効果あり)	レジンプライマー(ジーシー)
貴金属	サンドブラスト + プライマー塗布	V-プライマー(サンメディカル)
非貴金属	サンドブラスト + プライマー塗布	メタファスト ボンディングライナー(サンメディカル)
貴金属・非貴金属両用	サンドブラスト + プライマー塗布	メタルリンク(松風) メタルプライマーZ(ジーシー) トクヤマ ユニバーサルプライマー(トクヤマデンタル) アロイプライマー(クラレノリタケデンタル)
コンポジットレジン硬質レジン	表面の削除 + プライマー塗布(シランカップリング処理)	セラレジンボンド(松風) セラミックプライマーⅡ(ジーシー) スーパーボンドＰＺプライマー(サンメディカル) トクヤマ ユニバーサルプライマー(トクヤマデンタル) クリアフィル® セラミックプライマープラス(クラレノリタケデンタル)

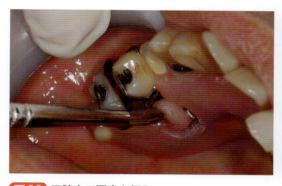

図22 口腔内で固定を行う
アンダーカットに留意しながら,口腔内で常温重合レジンの筆積み法で固定を行う.

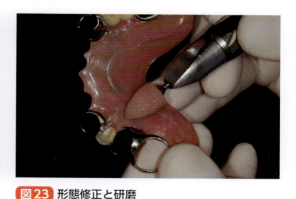

図23 形態修正と研磨
常温重合レジンの硬化後,カーバイトバーおよびレジン用研磨ポイントを用いて義歯研磨面の形態修正と研磨を行う.

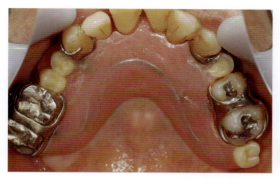

図24 修理完了（ミラー像）
口腔内に装着した状態.

ンを用い,口腔内で固定を行います（図22）.レジンの硬化後,形態修正と研磨を行います（図23）.図24は,修理が完了し口腔内に装着した義歯です.

● 参考文献

1) 日本補綴歯科学会：歯科補綴学教育基準　改訂2006. 日本補綴歯科学会,2007.
2) 日本補綴歯科学会：有床義歯補綴診療のガイドライン（2009改訂版）. 日本補綴歯科学会,2009；15-16.
3) 細井紀雄,平井敏博,長岡英一,赤川安正,鈴木哲也,大川周治：装着後の維持・管理. 細井紀雄,平井敏博,長岡英一,赤川安正,鈴木哲也,大川周治. コンプリートデンチャーテクニック　第6版. 医歯薬出版,東京,2011；182-185.
4) 志賀　博,櫻井　薫：義歯装着後の管理. 三谷春保・小林義典・赤川安正　編. 歯学生のパーシャルデンチャー第5版. 医歯薬出版,東京,2011；249-258.

> 実践コラム

不適合上顎義歯の調整方法例
―「ゆるい」「落ちる」「カパカパする」という主訴の場合

COLUMN

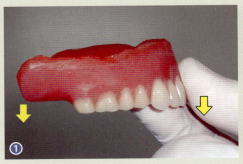
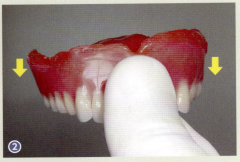

前歯部を保持して，後縁，頬側面，前歯部を脱離させるように動かして，どの部位の吸着（辺縁封鎖）が低下しているかを確認します．

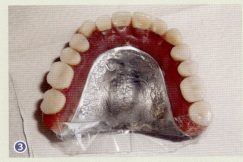
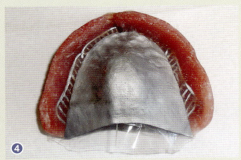

全体的に吸着が低下しており，この義歯のように後縁の長さが不足している場合（口蓋小窩を覆っていない）には最初に後縁の延長も行います．
まず辺縁のレジン面を薄く削合し，金属面のサンドブラスト処理を行い，後縁の延長のためにテープを貼ります．

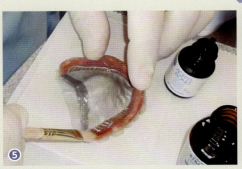
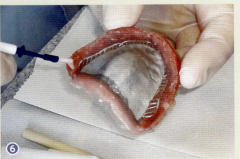

即時重合レジンを接着させるために金属部分には金属用接着剤（アクリルボンド），レジン部分には酢酸エチルなど表面処理剤を塗布してから後縁に即重を盛ります．

COLUMN

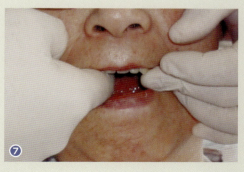

即重が軟らかいうちに，テープを剥がし，盛った即重部分をお湯に通してから口腔内に挿入してすぐに後縁部分を軽くなぞるように圧接し，しっかり咬合させて硬化させます．

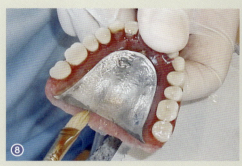
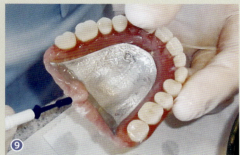

完全に硬化し，よく乾燥した後，レジンと金属面の表面処理をして，即重を盛り不足部分などを修正し硬化させます．

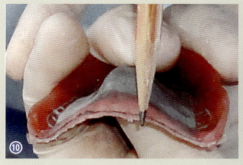
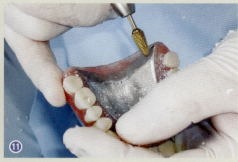

後縁の長さなど基準線を鉛筆で書き込み，削合して形態を整えます．
後縁は鉛筆の側面で粘膜のラインを印記して厚くならないよう丁寧に削合します．

COLUMN

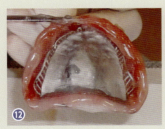
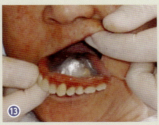
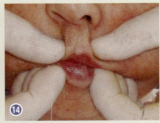

辺縁，後縁部分のみにティッシュコンディショナーを盛って口腔内に挿入し軽くかんで保持してもらいます．
硬化後はずすときに十分な吸着がなければ，義歯後縁の長さか，辺縁の形態を再調整する必要があります（③または⑫に戻る）．
十分な吸着があれば，粘膜面全体をティッシュコンディショナーで適合させます．このとき金属とティッシュコンディショナーは接着しないので，金属面全体にアクリルボンドを塗布後，厚みが出ないようにわずかに即重を全体的に盛って硬化させておきます．
この義歯を実際に患者さんに使用してもらい，微調整をしながら最終的な義歯形態をイメージして，新義歯作製やリライニングなどの治療を行っていきます．

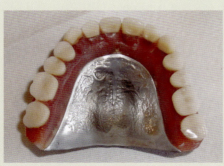
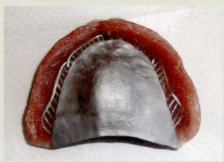

調整前

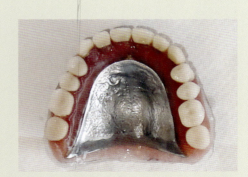
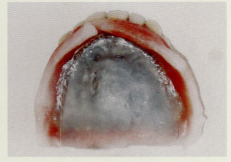

調整後

（医療法人渓仁会札幌西円山病院　藤本篤士）

Chapter 2

メインテナンスの実際

1. 義歯の効果的な清掃方法
2. 義歯のメインテナンス物品
3. 診療室での義歯のケア
 ——介護を見据えて診療室からケアを習慣づける

義歯の効果的な清掃方法

公益財団法人 ライオン歯科衛生研究所 研究開発室 副主席研究員 武井典子

はじめに

義歯は口腔細菌の温床です．さらに，抵抗力が低い要介護高齢者から多数のカンジダが検出されることがあります．口腔外で清掃可能な義歯であるからこそ，カンジダを含めてできるだけ除菌することが大切です．それでは，カンジダが多数検出された義歯は，どのように除菌すればいいのでしょうか？ 義歯洗浄剤は，週に2～3回の使用で十分なのでしょうか？

義歯清掃の過程とその意義

義歯を清潔に保つにはSTEP1～3の機械的清掃および化学的洗浄が必要であり（**図1**），その意義を以下にまとめました．

◎STEP1　義歯ブラシを使用した機械的清掃

義歯ブラシで，義歯表面のネバネバとしたバイオフィルムを物理的に除去し，次に行う化学的洗浄の効果を高めます．

◎STEP2　義歯洗浄剤を使用した化学的洗浄

義歯洗浄剤で，義歯表層に残された微生物を

STEP❶ 義歯ブラシで機械的清掃

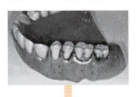
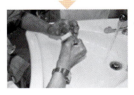

STEP❷ 義歯洗浄剤で化学的洗浄

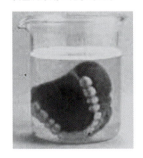

STEP❸ 義歯ブラシで機械的清掃

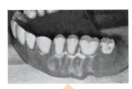
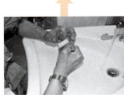

図1　義歯清掃の過程
義歯清掃は3つの過程がすべて大切となる

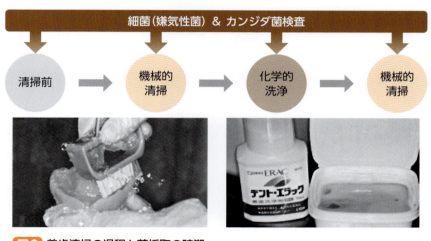

図2 義歯清掃の過程と菌採取の時期

洗浄・殺菌します．合わせて，カラーステインや表層下のプラークを浮かせて除去しやすくします．

◎STEP3　再度，義歯ブラシを使用した機械的清掃

さらに取り残された微生物を徹底除去します．

義歯清掃の細菌学的な評価

1．義歯清掃の各過程における除菌効果[1]

有効な義歯清掃法を検討するために，義歯清掃の各過程における偏性嫌気性菌（総菌数）およびカンジダの除菌効果を臨床的に確認しました．対象者は，特別養護老人ホーム入所者で，総義歯を常用している高齢者17名中，予備調査でカンジダが検出された11名の内，本人および家族の了解が得られた5名（80〜89歳）です．

昼食後に，対象者の義歯を水洗しないまま，ただちに2つの検査を行いました．1つは「義歯表面の細菌（偏性嫌気性菌）数の検査」です．細菌採取面を規定し，滅菌した歯間ブラシを用いて細菌採取面から付着細菌を滅菌リン酸緩衝中に採取し，嫌気グローブボックス内で嫌気培養後，コロニー数を計測（CFUs/mL）しました．もう1つは「義歯表面のカンジダ数の検査」です．上顎義歯床粘膜面から滅菌した綿棒を用いてスワブし，クロムアガーカンジダ（BD Biosciences）培地にて培養後，カンジダ菌数を計測しました．

菌採取は，①清掃前，②義歯ブラシによる機械的清掃後，③義歯洗浄剤による化学的洗浄（15分）後，④再度機械的清掃後に行いました（図2）．

その結果，個人別の義歯清掃の各過程において検出された偏性嫌気性菌は，義歯ブラシによる機械的清掃により検出細菌数は減少傾向を示し，さらに，義歯洗浄剤による化学的洗浄後には細菌は検出されませんでした．このことにより，義歯表面を清潔に保つためには，義歯ブラシによる機械的清掃のみでは不十分であり，化学的洗浄を組み合わせることが有効であることが確認されました（図3）．

また，個人別の義歯清掃の各過程において検出されたカンジダ数は，機械的清掃後に，10^3以上検出されました．その後の化学的洗浄⇒再度機械的清掃を行っても，減少傾向は示しま

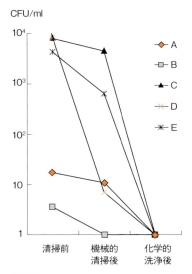

図3 個人別の義歯清掃の各過程ごとの嫌気性菌数の変化

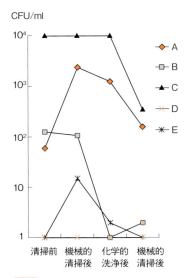

図4 個人別の義歯清掃の各過程ごとのカンジダ数の変化

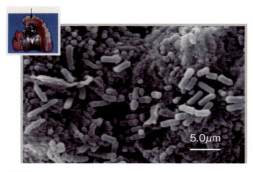

図5 走査型電子顕微鏡による義歯内部
義歯の亀裂に入り込んだ口腔内微生物．

たが，完全に除去することはできませんでした（図4）．

　以上の結果より，歯周病菌などの偏性嫌気性菌は，化学的洗浄により完全に除菌できますが，カンジダが検出された義歯は，ステップ①〜③までの義歯清掃を行っても，1回の義歯清掃では除菌できないことが明らかとなりました．また，多数のカンジダが検出された義歯は，化学的洗浄後に再度，義歯ブラシを使用して機械的清掃を丁寧に行うことが重要であることが示されました．

2. 義歯内部への細菌の侵入[2]

　義歯清掃の各過程におけるカンジダの除菌効果を検討した結果，1回の義歯清掃では除菌されなかったことから，義歯内部への口腔内微生物の侵入について調査しました．

　某大学歯学部附属病院来院患者の新義歯作製によって不要になった長期間使用した旧義歯を人工歯-床接合部で破断させ，走査型電子顕微鏡により細菌の内部侵入状況を観察しました．

　その結果，義歯の亀裂に多数の細菌の存在が明らかになりました．それらは，バイオフィルムを形成しており，1度の義歯清掃では，表面のバイオフィルムしか除菌できないと考えられました（図5）．

3. 毎日の義歯および粘膜ケアの必要性[3]

　そこで，毎日の継続的な義歯清掃および粘膜ブラシを使用した口腔清掃の効果を調べました．対象者は，特別養護老人ホーム入所者6名（A〜F：無歯顎で義歯を常用しており予備調査で上顎義歯床粘膜面からカンジダが検出された要介護者高齢者，69〜93歳）です．月曜日か

ら金曜日まで毎日，歯科衛生士が義歯洗浄剤を使用した義歯洗浄を，そしてさらに粘膜清掃（口腔清掃）を行い，土曜日と日曜日は実施せず，翌週，同様の清掃を行いました．

その結果，毎日の口腔清掃により，義歯および舌のカンジダは減少しましたが，清掃を土・日曜日に2日間中断すると，カンジダは増加し，その後，月曜日から清掃を継続することにより，再び，減少しました（図6）．

以上の結果より，カンジダが検出された高齢者は，毎日の義歯洗浄剤を使用した義歯洗浄と粘膜清掃が重要であることが明らかとなりました．一般的に抵抗力が低い高齢者には，カンジダが増殖している可能性が高いことから，毎日

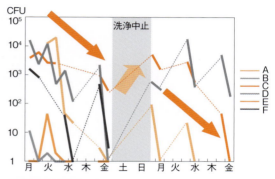

図6 義歯粘膜面のカンジダ数の変化
毎日の洗浄でカンジダが減少する．

の義歯洗浄剤を使用した義歯洗浄と粘膜清掃が極めて重要であると考えられます．

● 参考文献

1) 武井典子，渋谷耕司，福島正義，岩久正明ほか：義歯の物理的および化学的清掃による除菌効果に関する研究．口腔衛生学会誌，50（4）550-551，2000．
2) N. TAKEI, K. SHIBUYA, M. FUKUSHIMA, T. FUKUDA, S. TAKENAKA, M. IWAKU：Efficacy of a New Oral Mucosa Brush for Dependent Elderly. JOURNAL OF DENTAL RESEARCH, Volume 80 Special lssue（IADR Abstracts），595, Chiba, Japan, June 27-30, 2001.
3) Noriko Takei, Masayoshi Fukushima, Takashi Fukuda, Koji Shibuya and Masaaki Iwaku：Order-made Oral Care for the Elderly based on an Assessment of their Independence and Oral Condition（Ⅲ）Efficacy of Oral Mucosa and Denture Cleaning for the Edentate Dependent Elderly, J. Jpn. Gerodont, 18：134～138, 2003.

義歯のメインテナンス物品

長崎大学大学院 医歯薬学総合研究科 歯科補綴学分野　村田比呂司，北川幸郎，山下利佳

　義歯を長く快適に使用し続けるためには，歯科医院でのケアのみならず患者さん自身あるいはその介護者らによるメインテナンスも重要です．このメインテナンスには義歯洗浄剤，義歯用ブラシ，義歯専用の保存・洗浄用ケースそして義歯安定剤などが使用され，多種多様な製品が市販されています．本稿では義歯の清掃および義歯の維持・安定という観点から，これら義歯メインテナンス物品について解説します．

● 義歯の清掃

　日常の義歯の清掃を怠ると，義歯の表面にデンチャープラークが付着し，さらに歯石様沈着物が形成されることもあります．このデンチャープラークはカンジダを主体とした微生物とその産生物などからなる微生物塊で，義歯表面に形成される湿重量1gあたりに10^{11}～10^{12}の微生物を含むバイオフィルムと定義されており，義歯性口内炎を引き起こします[1]．さらに呼吸器などへの感染の可能性も否定できません．これらを防ぐため，適切な義歯ケア用品を用いたデンチャープラークコントロールが必要です．

　デンチャープラークコントロールを効率的に行うには，義歯用ブラシによる機械的清掃と義歯洗浄剤による化学的洗浄を併用します．また義歯の表面粗さが粗いほどバイオフィルムがより蓄積されますので，研磨材入りの歯磨剤は使用しないよう患者に指導する必要があります[2]．この義歯ブラシによる機械的清掃は通常のレジン床義歯に対しては問題ないですが，軟質リライン材やティッシュコンディショナーは機械的清掃が困難ですので，義歯洗浄剤による化学的洗浄のみに頼らざるをえず，義歯洗浄剤の選択がとくに重要になります．なお義歯洗浄剤は数日おきに使用するよりも毎日使用するほうが望ましいです[2]．さらにホームケアに加え，歯科医院においてプロフェッショナル用義歯洗浄剤で洗浄を定期的に行えばより効果的です．

① 義歯用ブラシ

　義歯を清掃しやすいように工夫された義歯用ブラシが市販されています（**表1**）．通常の歯ブラシは毛が軟らかく，義歯の清掃には適していませんが，義歯用ブラシの毛はある程度の硬さを有する2種類のヘッドからなり，義歯床粘膜面や人工歯の間，複雑な形態をもつクラスプなどの清掃に適する形状になっています（**図1-①②**）．また義歯床の形状にフィットさせやすいループ状のブラシもあります（**図1-③**）．義歯用ブラシは効率よくデンチャープラークを除去できるように設計されています．

② スポンジブラシ，口腔粘膜用ブラシ

　頰粘膜や口蓋，顎堤粘膜の清掃に使用するブ

表1 義歯用ブラシ

製品名	製造販売元・製造業者・発売元等*
ポリデント　入れ歯の歯ブラシ	グラクソ・スミスクライン/アース製薬
エラック義歯ブラシ　らくらくスタイル ライオデント義歯ブラシ	ライオン歯科材/モリタ
プラティカ　デンチャーブラシ サニーライフ　義歯用ブラシ	ジーシー
ラクシデント	松風
サンスター　義歯用ハブラシ	サンスター
バトラー　クラスプ用ブラシ	サンスター/バトラー
タフデント入れ歯の歯ブラシ	小林製薬
3Dブラシ 義歯ブラシ ブルーブラシ	ビー・エス・エーサクライ
マルチクリーナー TePe デンチャーブラシ	クロスフィールド
ケアハート® 口腔専科 入れ歯キレイ洗浄ブラシ	玉川衛材
ディアクリン入れ歯ブラシ	モルテン
義歯ブラシ　総義歯用 義歯ブラシ　局部義歯用（角状ブラシ付）	ライテック/モモセ
正宗　義歯ブラシ	日新デンタル
デンタルクリーン	デンケン・ハイデンタル
ラクトナ歯ブラシ #500	ラクトナ/モリタ
デンチャーブラシ	クエスト
入れ歯用ブラシ	睦化学工業
プロスグラス	プレミアムプラスジャパン
デンチャーブラシ AC	日本歯科工業社
義歯ブラシ	デンタス
マイデンチャー義歯ブラシ	マイテクニカル
パワーデント電動マルチブラシ（電動義歯ブラシ）	アダチ歯材

*各社で表記が異なっていることがある．順不同．
※購入前には詳細をメーカー・販売店に要確認．

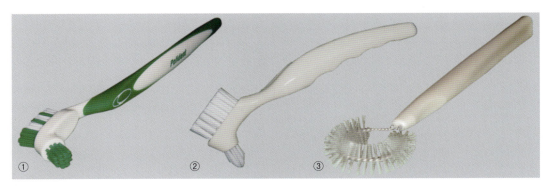

図1 義歯用ブラシ
① ポリデント入れ歯の歯ブラシ（グラクソ・スミスクライン/アース製薬），② プラティカ デンチャーブラシ（ジーシー），③ サニーライフ義歯用ブラシ（ジーシー）

表2 スポンジブラシ，口腔粘膜用ブラシ

製品名	製造販売元・製造業者・発売元等[*]
スポンジブラシ	
バトラー　スポンジブラシ	サンスター
プラティカ　ディスポーザブル口腔ケアスポンジ	ジーシー
JM スポンジブラシ	モリタ
オーラルプラス口腔ケアスポンジ	和光堂
ケアハート® 口腔専科　お口キレイスポンジ凸凹形 ケアハート® 口腔専科　お口キレイスポンジ星形	玉川衛材
スポンジ歯ブラシ　ハミングッド K マウスピュア　口腔ケアスポンジ	川本産業
ハミングッド ハミングッド P ハミングッド H	モルテン
ライフ　口腔用スポンジ　スポジカ	平和メディク
口腔粘膜用ブラシ	
エラック 510	ライオン
ケアハート® 口腔専科　お口キレイ万能ブラシ	玉川衛材
モアブラシ ミニモアブラシ くるリーナブラシ 柄付くるリーナブラシ 柄付くるリーナブラシ・ミニ 吸引くるリーナブラシ	オーラルケア
介護粘膜ブラシ　プロ 口腔ケアスポンジブラシ	デントケア
クリアデント　粘膜ブラシ	広栄社

[*]各社で標記が異なっていることがある．順不同．
※購入前には詳細をメーカー・販売店に要確認．

ラシで，特に要介護者に使用されることが多いです（表2，図2，3）．

③ 義歯洗浄剤

義歯洗浄剤は患者さんが家庭で使用するホームケア用と歯科医院で使用されるプロフェッショナルケア用があり，さらにホームケア用には浸漬用とブラッシング用があります．ホームケア用義歯洗浄剤（浸漬用）は主成分により，① 酵素入り過酸化物，② 酵素，③ 過酸化物，④ 次亜塩素酸，⑤ 銀系無機抗菌剤，⑥ 生薬，⑦ 酸，⑧ 消毒薬，⑨ 二酸化チタン光触媒などに分類されます（図4，**巻末付録❶**）[1,3]．洗浄効果や材料への影響は義歯洗浄剤のタイプにより差があります（表3）．一般的に次亜塩素酸系や酸，過酸化物は，微生物に対する作用は強く，洗浄効果も高い傾向です．一方，酵素系や生薬の洗浄力は次亜塩素酸系などに比べ低いようですが，義歯材料への影響は弱い傾向です．ですがこれらも臨床的には有効な洗浄効果を有しています．通常のレジン床義歯についてはどの義歯洗浄剤を使用しても材料に悪影響を及ぼすことはありません．問題となるのは軟質リライン材やティッシュコンディショナーが使用されている義歯の洗浄です．前述したようにこれら軟質材料は機械的清掃が困難ですので，義歯洗浄剤による化学的洗浄が主体となります．しかし次亜塩素酸などを主成分とする義歯洗浄剤は軟質材料を劣化させる可能性があります．これまでの研究では軟質材料が使用されている義歯の洗浄には，材料への影響や洗浄効果を考慮する

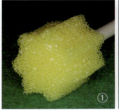
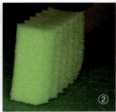
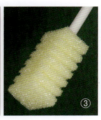

図2 スポンジブラシ
① ハミングッド（モルテン），② ハミングッド H（モルテン），③ ケアハート® 口腔専科 お口キレイスポンジ凸凹形（玉川衛材）

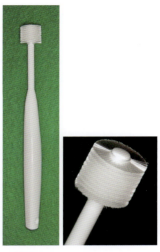

図3 口腔粘膜用ブラシ
ケアハート® 口腔専科 お口キレイ万能ブラシ（玉川衛材）

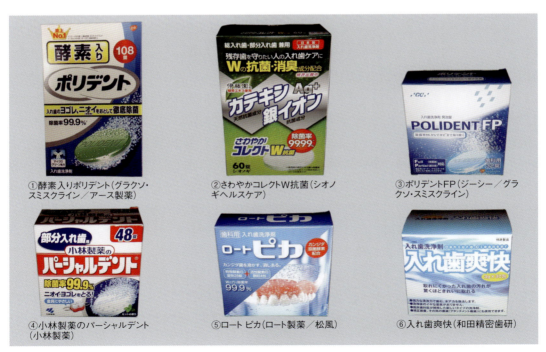

① 酵素入りポリデント（グラクソ・スミスクライン／アース製薬）
② さわやかコレクトW抗菌（シオノギヘルスケア）
③ ポリデントFP（ジーシー／グラクソ・スミスクライン）
④ 小林製薬のパーシャルデント（小林製薬）
⑤ ロート ピカ（ロート製薬／松風）
⑥ 入れ歯爽快（和田精密歯研）

図4 義歯洗浄剤

表3 義歯洗浄剤の洗浄効果

	殺菌作用	バイオフィルム除去能	歯石除去作用	消臭作用
次亜塩素酸	◎	□	—	—
過酸化物	○	○	—	◎
酵素入り過酸化物	○	○	—	◎
酵素	□	△	—	□
銀系無機抗菌剤配合	◎	◎	—	—
生薬	△	△	—	○
酸	○	◎	◎	△
消毒薬（界面活性剤）＋超音波	◎	◎	—	□

◎：非常に強い　○：強い　□：普通　△：弱い　—：データなし
（文献1より引用，一部改変）

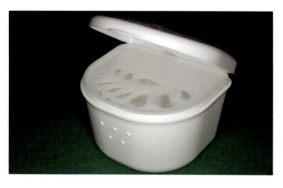

図5　義歯保存・洗浄用ケース
ポリデント カップ（グラクソ・スミスクライン/アース製薬）．水切りトレイが付属．

と銀系無機抗菌剤配合の義歯洗浄剤がもっとも適しており，酵素系や生薬も比較的適していると報告されています[1]．メーカーによっては自社の軟質リライン材に適した義歯洗浄剤を同時に開発，応用しているところもあります．また金属床義歯などの洗浄では，酸や次亜塩素酸系義歯洗浄剤は金属に影響を及ぼす可能性はありますが，メーカーの定めた使用法を守れば問題はないと思います．なお義歯の形状に適し，上下の義歯を同時に保管できる専用の義歯保存・洗浄用ケースも市販されており，義歯の紛失や破損防止に有効です（図5，表4）．

義歯の機械的清掃に通常の歯磨剤を使用している方がいらっしゃいますが，前述したように研磨材が入っているため，義歯の表面に傷がついたり，摩耗したりすることがあります．義歯の清掃には義歯専用の歯磨剤の使用を勧めてください（図6）．また界面活性剤や潤滑剤などが含有されたブラッシング用の義歯洗浄剤も有効です（図7，巻末付録❶）．図8に当講座で行った実験を示します．通常の歯磨剤では当然義歯の表面はかなり粗れますが，興味深いことに水を使って義歯を清掃するよりもこのブラッシング用義歯洗浄剤を使うほうが，義歯の表面にやさしいことがわかります[4]．

家庭での義歯のケアに加え，数カ月に一度は歯科医院でのプロフェッショナルケア用義歯洗浄剤（図9，巻末付録❷）によるケアが推奨されます．とくに人工歯についた着色はホームケア用義歯洗浄剤では除去できないケースもあり

表4 義歯保存・洗浄用ケース

製品名	製造販売元・製造業者・発売元等*
ポリデント カップ	グラクソ・スミスクライン/アース製薬
ピカ入れ歯洗浄保存容器	松風
サンスター 義歯用ケース洗浄用バスケット付	サンスター
フィジオクリーン 入れ歯保温洗浄容器	ニッシン
タフデントカップ	小林製薬
入れ歯ケース	デントケア
デンチャーボックス	ザーク/モリタ
デンチャーバス	プレミアムプラスジャパン
クリアデント入れ歯ケース	広栄社
いればこ君	サポート
ケアハート® 入れ歯キレイ保管ケース	玉川衛材
リクープ 入れ歯ケース	ピジョン
リッチェル たためる入れ歯ケース	リッチェル
デントクリアカップ	サンデンタル
d・pot ディーポット プレーンポット たれぱんだポット デンチャーブルー/デンチャーピンク/デンチャーホワイト クリアポット	ビー・エス・エーサクライ
入れ歯ケース	山八歯材工業

*各社で標記が異なっていることがある．順不同．
※購入前には詳細をメーカー・販売店に要確認．

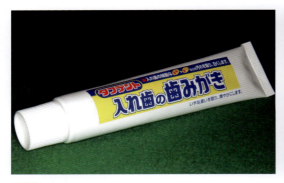

図6 義歯用歯磨剤

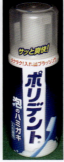 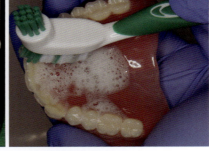

図7 ブラッシング用義歯洗浄剤
ポリデント 泡のハミガキ 入れ歯用（グラクソ・スミスクライン/アース製薬）．界面活性剤や潤滑剤などが含有されている．

ます．歯科医院での義歯の定期検査時に義歯についた着色を除去してあげると，患者さんの次回来院のモチベーションアップにもつながります．プロフェッショナルケア用義歯洗浄剤はホームケア用義歯洗浄剤よりも高い洗浄効果を有しており，その主成分は次亜塩素酸ナトリウムや酸などです．超音波洗浄を併用すると効果的です（図10）．

義歯の維持・安定

義歯とりわけ全部床義歯では，義歯床の大きさが大きく，適合性や辺縁封鎖性が良好で，介在唾液の粘度が高いほど，義歯の維持・安定性は良好になります[5]．しかしながら，床の大きさや適合性が良好な義歯でも，顎堤の形態が不

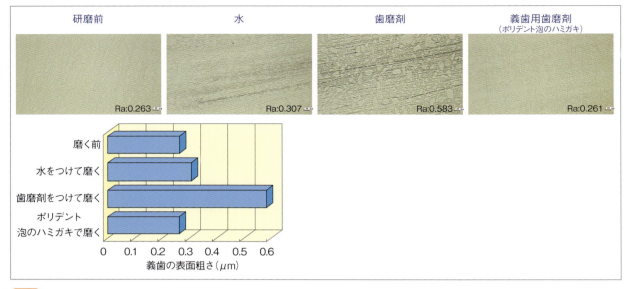

図8 機械的清掃方法の違いが義歯の表面性状に及ぼす影響（文献4より引用改変）
硬質レジン歯に対して歯ブラシで10,000回，それぞれの方法で摩耗試験を行った．義歯用歯磨剤（ポリデント泡のハミガキ）は義歯の表面を傷つけることなく機械的清掃を行うことが可能である．

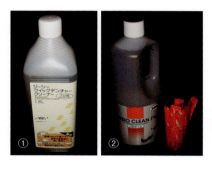

図9 プロフェッショナルケア用義歯洗浄剤
① クイックデンチャークリーナー（ジーシー）
② フィジオクリーン プロ 色素用（ニッシン，モリタ）

良であったり，唾液の量が不十分で，その粘度が低い場合には，義歯の維持・安定性は低下します．顎堤の形態不良，そして唾液の量や性状を補うという観点から義歯安定剤（義歯粘着剤）が応用されます．

① 義歯安定剤

義歯安定剤は維持，安定の不良な義歯の機能改善を目的として患者自身によって用いられる市販材料です．本剤は義歯床を床下粘膜に固定する方法により，義歯粘着剤（denture adhesive）とホームリライナー（home-reliner）に分類されます．さらに義歯粘着剤は剤型により，クリームタイプ，粉末タイプおよびシート（テープ）タイプなどがあります（巻末付録❸，図11）．ホームリライナーはクッションタイプのみです．このクッションタイプは粘度が高いため，義歯床に均質に広がりにくく，不適切な咬合関係や床下粘膜との不適合を引き起こす可能性がありますので推奨されません．一方，義歯粘着剤は流動性が高く，義歯床に均一に広がり，咬合のずれが生じにくいため，適切な症例に対して患者さんに勧めることができます [参照 ➡ **Chapter4-Q3**]．

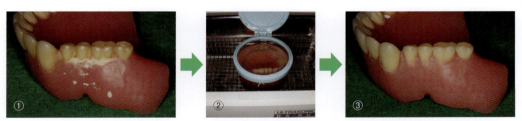

プロフェッショナルケア用義歯洗浄剤はホームケア用義歯洗浄剤では除去しにくい歯石様沈着物(①)を除去することができる(③).流水下で義歯用ブラシによる機械的清掃を行った後,義歯を義歯洗浄剤に浸漬し,5〜10分超音波洗浄を行う(②).洗浄後は十分に水洗する(③).

人工歯などに付着した着色も除去できる(クイックデンチャークリーナー(ジーシー)を使用).

図10 歯科医院でのプロフェッショナルケア用義歯洗浄剤による義歯のケア

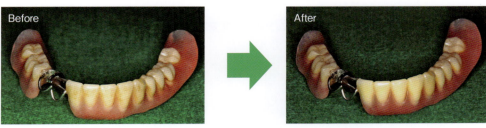

図11 義歯安定剤

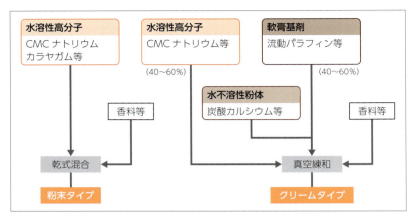

図12 粉末タイプおよびクリームタイプ義歯安定剤の成分
CMC ナトリウム：カルボキシメチルセルロースナトリウム

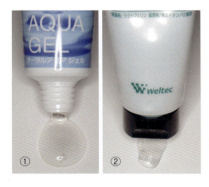

図13 口腔湿潤剤（ジェルタイプ）
① オーラルアクアジェル（ジーシー）
② コンクールマウスジェル（ウェルテック）

　義歯粘着剤は基本的に水膨潤性の水溶性高分子化合物を主剤としています（図12）．水溶性高分子化合物は水を吸収，膨潤して高粘度の粘液になります．粉末タイプではカルボキシメチルセルロースナトリウムなどの半合成高分子，カラヤガム，アラビアガムなどの高粘着性物質である植物性ガムなどが用いられています．義歯床に塗布後，水および唾液を吸収しゲル状になり，粘着性を示します．クリームタイプの基本組成も粉末タイプと同じで，カルボキシメチルセルロースナトリウムやメトキシエチレン無水マレイン酸共重合体などを主成分としています．本タイプではクリーム状にするため，白色ワセリンや流動パラフィンなどの軟膏基剤が含有されています．シート（テープ）タイプも基本的には粉末タイプやクリームタイプと同じ成分で，やや硬めのシートや紙，不織布にカルボキシメチルセルロースナトリウムなどの成分を含浸させています．

　ホームリライナー（クッションタイプ）は酢酸ビニル樹脂を主成分とし，エチルアルコールが含有されています．このエチルアルコールは短期間で口腔内に溶出し，同時に吸水されるため，クッションタイプは短期間で初期の物性が変化するようです．

② 口腔湿潤剤

　現在多くの口腔湿潤剤が開発されており，リキッドタイプとジェルタイプがあります（図13）．義歯安定剤ではありませんが，義歯の維持，安定性を高める目的で，口腔乾燥症を有する義歯装着者では口腔湿潤剤を義歯床粘膜面に塗布することも有効です．ジェルタイプは含有

される湿潤剤や増粘剤などの不溶性物質が口腔内に残留しますが，リキッドタイプに比べ，保湿時間が長いようです．

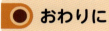

おわりに

義歯のケアに必須の義歯洗浄剤，義歯用ブラシおよび義歯安定剤などは患者自身が薬局やドラッグストアなどで入手できます．患者や場合によってはその介護者へ義歯メインテナンス物品の選択とそれらの使い方を正しく指導することが重要です．

● 参考文献

1) 浜田泰三, 二川浩樹, 夕田貞之：義歯の洗浄．デンタルダイヤモンド社，東京，2002．
2) 馬場一美, 塚崎弘明, 笛木賢治, 村田比呂司, 尾澤昌悟, 松香芳三, 小野高裕, 會田英紀, 近藤尚知, 玉置勝司, 藤澤政紀, 矢谷博文, 古谷野潔：義歯管理に関する臨床的エビデンス．日本歯科医師会雑誌，66, 764-774, 2013．
3) 村田比呂司, 山下利佳, 黒木唯文, 山田真緒．効果的な義歯ケアのために 今選びたい 義歯洗浄剤，義歯安定剤，口腔湿潤剤 103種．QDT 39 (12), 3-33, 2014．
4) Tanaka R, Kurogi T, Murata H. Effect of melamine foam cleaning on the surface condition of composite resin artificial teeth. J Prosthodont 22, 626-632, 2013.
5) 村田比呂司：義歯安定剤を使用している患者が来院したら―義歯安定剤の功罪―．補綴臨床 46, 314-327, 2013．

診療室での義歯のケア
——介護を見据えて診療室からケアを習慣づける

ウィズ・ユー歯科（北海道札幌市）　太田祥一

　ここでは，診療室での義歯のケアについて考えます．そのために，まずは健常者に対して「適正な義歯」を作製することの意義を理解し，その上で，その状態を長期的に維持していくために何をすべきなのか，さらに健常者として通院していた患者さんが，付き添いがなければ通院できなくなり，最終的に通院ができなくなるようなケースに対しても，どのようなことを考えケアを行っていかなければならないのでしょうか．

適正な義歯とは？

　超高齢社会を迎え，4人に1人以上が高齢者となった我が国の歯科医療は，その疾病構造の変化により，これまでの若年者に対する「歯の形態回復治療」から高齢者に対する「顎口腔の機能回復治療」へと治療のニーズがシフトしてきています．このような機能回復治療にあたっては，患者さんの現在の下顎位が適正であるか否かを正しく診断することが必要不可欠です．顎運動の出発点と終着点が適正でなければ生理的な機能は回復できないからです．義歯治療において「適正な義歯」は，その適正で生理的な下顎位を維持するために必要であり，構成要素である床辺縁，粘膜面，研磨面，咬合面（図1）および，支台装置・連結装置（図2）のメインテナンスを適正な時期に的確に行うことが重要となります．さらに，局所的あるいは全身的機能不全や機能低下が起こった場合に，どのように対応していくかを考えながらケアを進めていくことも必要となります．患者さんの状態を考慮した上で時期によって「適正な」判断をしなければならないこともあるのです．

　また，義歯自体の清掃状態や部分床義歯における支台歯および，現在歯の清掃状態は，う蝕や歯周病のみならず，誤嚥性肺炎にも大きな影響を与えるため，高齢者に対しては義歯自体がプラークのリザーバーとならないように十分配慮しなければならないことはいうまでもありません．

診療室でのメインテナンスの意義

　診療室において対象となる患者さんは，自力で通院可能な健常者，もしくは付き添いは必要ではあるが自宅や病院・施設等からの移動が可能な患者さんです．このような患者さんに対して診療室で行うメインテナンスの意義は，患者

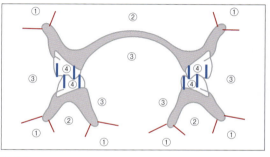

図1 義歯の構成要素（文献1より引用一部改変）
① 床辺縁，② 粘膜面，③ 研磨面，④ 咬合面
それぞれの要素が吸着に関与している

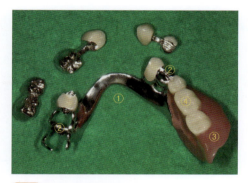

図2 義歯の構成要素
① 連結装置，② 維持装置（支台装置），③ 義歯床，④ 人工歯

さん自身が「適正な義歯」を装着することで快適に生活を送れる，つまり，疼痛がなく自分が食べたいものを食べることができ，むせたりせずに嚥下できるなどの口腔機能を生理的に行えることを知ってもらうことです．また，その状態を維持・継続するためには定期的なメインテナンスが必要不可欠であり，それを習慣づけることの重要性を理解してもらうことにあります．また，患者さんが徐々に機能低下や認知症が進行していくと，この時期の「習慣化」はさらに重要な意味をもちます．つまり，その「習慣化」によって自身の状態に合わせたメインテナンスや義歯形態の変更が可能なことを理解してもらうこと，また，将来の誤嚥性肺炎予防のために，義歯を含めた口腔内の清掃状態向上の「習慣化」も重要な意義であると考えます．

診療室でのメインテナンスの実際

① 調整方法の基本的考え方

図3には日本補綴歯科学会が提唱する義歯装着後に生じる症状とその原因・対応についての基本的な流れが示してあります[2]．一般的にはこの流れを参考にして診査，処置を行います．

例えば，義歯床下粘膜が痛い場合には傷の部分を**リリーフ**するという対症療法だけではなく，原因（除去）療法が必要となります．

つまり，
① 粘膜面の不適合が原因の義歯の動揺による痛み．
② 床下粘膜の被圧変位性の違いによる過加圧部の痛み．
③ 咬合接触状態の不良による義歯の動揺（**図4**に部分床義歯の基本的な動揺を示すので参考にされたい）による痛み．
のいずれなのかを的確に診断し原因除去を行

リリーフ
義歯床粘膜面の一部を削合することで凹状とし，顎堤粘膜に加わる咬合力を緩和すること．

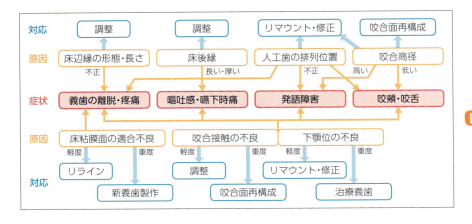

図3 義歯装着後に生じる症状とその原因・対応について（文献2より引用改変）

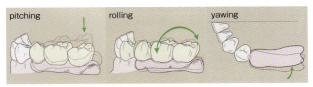

図4 部分床義歯の床の動き（文献3より引用）
咬合力が加わることで，これらの動きが複合した状態で現れるので，義歯床の動きを観察し咬合接触状態の不良を診断する．

います．具体的には，粘膜適合試験材を介在し手圧により左右均等に押すことで不適合部あるいは過加圧部位を確認し，不適合部のリラインや過加圧部のリリーフを行います．また，部分床義歯では遊離端の人工歯部を指で加圧した際，レストが浮上するかどうかを注意深くみることも重要です．その上で，咬合接触が両側均等同時接触となるように調整します．総義歯では原則的に**リンガライズドオクルージョン**としますが，これは舌房を妨げず，また術者が調整しやすいことなどの利点があるとされているからです．

研磨面は頰粘膜や口唇，舌の機能能力に合わせた形態となるようにケアを行います（**図5**）．また，頰粘膜や口唇をかみやすい場合には上下顎人工歯の被蓋関係を改善したり（**図6**），舌をかみやすい場合には被蓋関係や咬合平面が低すぎないかなどをチェックします．咬合平面はⅠ級・Ⅱ級・Ⅲ級の骨格に対して設定を変えることで咀嚼しやすい状態を与えることができることも考慮すべきです（**図7**）．

また，機能低下や認知症の進行と並行して義歯着脱が難しくなることを考え，部分床義歯の支台装置（維持装置）の簡素化や，義歯を装着してなくても現在歯で粘膜損傷や咬合性外傷が起きないように設計するなどの配慮が必要な時期もあります．

② 義歯新製中，治療途中の義歯に対する注意

義歯新製中および治療途中の義歯は維持力が

リンガライズドオクルージョン

上下の義歯が咬合接触するときに，上顎臼歯の舌側咬頭だけが下顎臼歯に接触するようにし，咬合力を舌側へ誘導して義歯の安定を図る咬合様式．

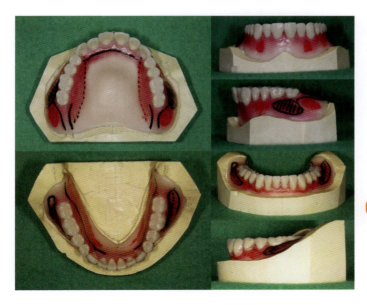

図5 研磨面のケア
（野谷健治先生にご提供頂いた写真）
・黒線：隆線，赤斜線：（凹面），黒斜線；（凸面）
・その時の頬粘膜，口唇，舌の機能力に合わせた形態にモディファイする．

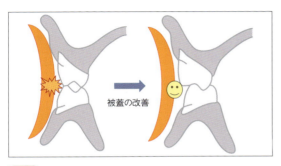

図6 頬粘膜をかみやすいとき
人工歯の頬側面が一致していることが多く，被蓋関係を改善することで症状が消失することがある．（文献1より引用改変）

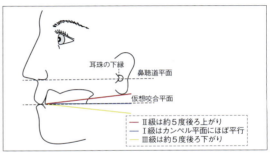

図7 咬合平面の設定
骨格性も参考にし咀嚼筋の機能するベクトルを考慮すると義歯の安定に寄与する．
（文献4より引用一部改変）

不足していることがあります．この場合，一時的に義歯安定剤を使用せざるを得ないことがありますが，治療中の顎間関係に変化が生じないように，管理・指導しなければなりません．なぜなら，これらの材料は粘膜面に貼付もしくは噴霧して使用しますが，厚みによっては下顎位が変化したり，咬合接触状態が変化したりするからです．使用が推奨される義歯粘着材を含めたこれらの材料は，永続的な使用は避けるようにすることが望ましいとされていますので注意しましょう[5),6)]．

また，このような時期（顎位治療を含む/図8)の義歯は，即時重合レジンや粘膜調整材により暫間的に修正を加えていることが多いため，十分清掃するように指導します．ただし，粘膜調整材は義歯洗浄剤を使用すると劣化しやすくなるので注意が必要となります．

(1) 長期間同じ義歯を使用

特に総義歯患者さんでは下顎位が前方偏位し咬合高径が低下している傾向にあるという報告[2)]がありますが，その偏位量や低下量によっては適正な下顎位に戻して新製しようとした場合に疼痛を引き起こすことがあり，すぐには受け入れてもらえないことがあるので十分な説明

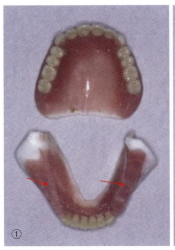
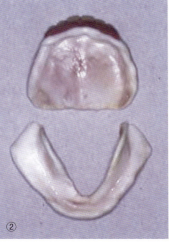

図8 顎位治療
① 咬合面の平坦化（矢印部）により顎位治療（筋肉位により，左右同数，同時接触となるように調整する）．② 粘膜調整剤貼付（顎偏位により下顎義歯の床縁形態に左右差が生じている．顎位治療後もすぐに左右対称形とはならないことが多い）．

が必要となります．また認知症や高齢者などでその変化を許容できないと判断した場合には，現在の咬合関係を大きく変化させないよう旧義歯の修正で対応することも必要となります．

（2）片咀嚼

片咀嚼を有する患者さんでは，旧義歯で咬合平面が前頭面的に傾斜していることが多く，新義歯の作製にあたっては咬合平面の適正化および患者指導が必要なことがあります（**図9**）．この場合，義歯の人工歯咬合面を含め非咀嚼側の汚れが顕著であり，直接患者さんに汚れをみせて片咀嚼是正の指導に役立てることもよいでしょう．ただし，片咀嚼の是正が困難な場合には，片側の顎堤の過吸収や人工歯の咬耗を引き起こすので，新製後のリライン時には常に咬合平面を是正するように配慮したり，咬耗した人工歯の盛り足しをすることで対応しなければなりません．

（3）ブラキシズムなど

義歯をはずしてもどのような形態の義歯が装着されているかがわかるほどに粘膜に圧痕が生じ，発赤も著しいことがあります（**図10**）．上下歯列接触癖（Tooth Contacting Habit：TCH）および昼間クレンチングに対しては気づきを与える必要があり，付箋を貼るなども効果的といわれています[7]（**表1**）．夜間ブラキシズムは，特に根面板や部分床義歯の直接支台歯で歯ぎしり（グラインディング）を行っていることがあり，歯の動揺が起こります．このような場合には，動揺歯の保護を目的に夜間に義歯を装着してもらうことがあります．ただし，その際には，昼間に連続して6時間以上の義歯非装着時間をつくってもらうように指導することが望まれます[8]．

（4）歯周病

重度歯周病患者さんでは，下顎位が不安定になっていることがあります．このことは，閉口

クレンチング
大義のブラキシズムの1つで，上下顎の歯の強いかみしめ．本文中のTCHとは区別が必要となる．

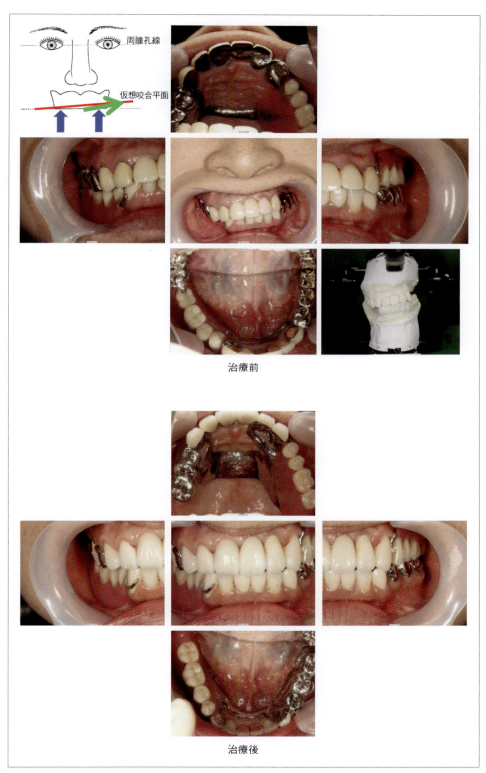

図9 片咀嚼
治療前は咬合平面が左上がりになっており，顕著な左片咀嚼を自覚していた．
咬合平面の是正と両側咀嚼指導にて，改善をみた症例（イラストは，文献4より引用改変）

3 診療室での義歯のケア──介護を見据えて診療室からケアを習慣づける

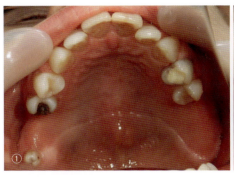
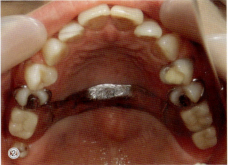

図10 ブラキシズム
① 義歯撤去時. 義歯の圧痕が確認できる. ② 義歯装着時.

表1 習慣逆転法を用いた TCH の是正法 （文献7より引用）

1st step	動機付け方 ・上下歯牙の平均的接触時間を説明する ・軽い接触で咀嚼筋が活動することを実感させる
2nd step	意識化訓練 ・張り紙（タイマー）を用意させ，これをみたら上下の歯が接触していないか確認する 競合反応訓練 ・上下の歯が接触していたら，「歯を離す（深呼吸）」
3rd step	強化 ・2nd step の反復による競合反応訓練の継続 ・始めは気づきが増えるが，徐々に TCH そのものが減少していく

表2 垂直方向速度の結果

	垂直方向速度の結果（mm/s）		
	患者群		
	軽度歯周炎	中等度歯周炎	重度歯周炎
最大開口速度	167.3±87.6	159.1±72.6	162.8±59.1
平均開口速度	91.5±42.4	85.4±29.6	82.5±25.4
最大閉口速度	209.0±104.7	218.0±125.9	183.6±81.8
平均閉口速度	113.8±62.3	108.7±55.7	93.9±36.6
終末位速度	58.1±64.1*	62.3±41.2†	32.1±26.5*†

・重度歯周炎患者では，終末位閉口速度が顕著に遅くなっており，咬頭嵌合位が不安定となる（文献9より引用）．
*† Anova により有意差あり（P＜0.05）．

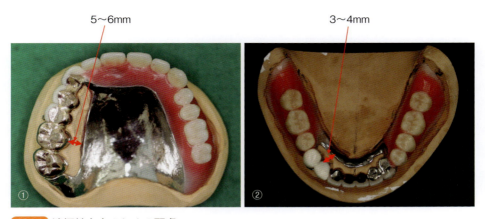

図11 清掃性向上のための配慮
メジャーコネクターは歯頸部から ① 上顎で 5〜6 mm 程度，② 下顎で 3〜4 mm 程度離すことで清掃性が向上する（野谷健治先生よりご提供頂いた写真）．

運動の速度が咬頭嵌合位付近で減速し咬頭嵌合位が安定しないという報告[9]（**表2**）からも明らかですが，このような場合には治療用の暫間義歯を装着して歯周治療を行い歯の動揺を抑え，適正な下顎位を決定していかなければなりません．また，義歯の設計においても清掃性向上のために，**図11**に示すように床や連結装置を現在歯歯頸部から上顎では 5 mm 以上，下顎では 3 mm 以上離すなどの配慮が必要となります．やむを得ずこの距離を確保できない場合には，頻回に清掃するように指導しなければなりません．

また，メインテナンス時には人工歯や現在歯の**ファセット**を診査し，アクティブなファセット[10]であれば，プラークコントロールだけでなく咬合調整による力のコントロールにも注意を払います．

（5）口腔乾燥

義歯の維持力不足を生じたり，褥瘡ができたり，咀嚼・発音・嚥下がしづらかったりと弊害が多く生じてしまいます．この場合，保湿剤や洗口剤を使用してもらうとよいでしょう．

近年，薬剤服用量が増加している高齢者が増えており，統計的には 5 剤以上の服用により口腔乾燥を引き起こすといわれています．ただし，その場合でも唾液腺の機能不全がない限り，簡便なブクブクうがい等の奨励により口腔周囲筋を賦活化することで，義歯装着に耐えうるくらいの唾液分泌を促すことができるケースもあるようです[11]．

③ 新義歯装着後，調整中の義歯に対する注意

初めて義歯を装着する患者さんは，最初から義歯を使いこなすことはできません．なかには義歯をメガネのような感覚で，装着した直後から何でも食べられて，会話ができると考えている方がいます．義歯は，欠損した部位を補う装置であり，義手や義足と同じで必ずリハビリ

ファセット
著明な咬耗の結果生じた，歯冠部の平滑面もしくは凹面の非解剖学的な実質欠損面．

テーションが必要であることを説明しましょう．異物感は徐々になれていただきますが，痛みは必ず除去しなければなりません．また，患者さんによっては嘔吐反射の激しい方がいます．この場合は，可能な限り形態修正を行うことは当然ですが，舌根部の力をつけることである程度回避することができるので，ガラガラうがいを練習してもらいましょう．

メインテナンス期間の注意

義歯に対するリコール間隔は，義歯の良好な予後を得るために，

- 顎堤吸収が大きい，顎位が不安定などの難しい全部床義歯症例では約4カ月
- すれ違い咬合や支台歯が脆弱な場合など難しい部分床義歯症例では約2.6カ月を越えない
- 比較的簡単な部分床義歯，全部床義歯においても約6カ月以内

と考えられています[6]．

そのことをふまえて，義歯の構成要素それぞれに対して，患者さんにあったメインテナンス間隔を考えていきましょう．使用している人工歯の種類によって特徴がありますので，咬耗の程度を見極めて計画を立てるとよいでしょう．

● 参考文献

1) 月刊歯科技工　別冊/目で見る咬合の基礎知識．医歯薬出版，東京，2002．
2) 日本補綴歯科学会編：有床義歯補綴診療のガイドライン．2007 2009改訂版．
3) 小出　馨，武藤晋也：パーシャルデンチャーの設計の6要素．補綴臨床 Vol. 32 No. 2 129-143. 1999 3.
4) 林　都志夫　編：全部床義歯補綴学　第3版．医歯薬出版，東京，1983．
5) 村田比呂司，水口俊介，鱒見進一，矢谷博文，西村正宏，黒木唯文，飼馬祥頓，有田正博：義歯安定剤を用いた補綴歯科臨床および義歯管理のガイドラインに関するプロジェクト研究．日本歯科医学会誌 74-78. 2012-03-31.
6) 日本補綴歯科学会編：補綴歯科診療ガイドライン　歯の欠損の補綴診療ガイドライン 2008．
7) 古谷野　潔ら：アゴの痛みに対処する．別冊　クインテッセンス　TMD YEAR BOOK 2011. クインテッセンス出版，東京，2011．
8) 白井　肇，佐藤隆志，原　哲也，森　信吾，丸尾幸憲，衣田圭宏，岡　森彦，沖　和広：義歯撤去時間と持続的圧力下の義歯床下組織における病理組織学的変化との関連．日本補綴学会学術大会プログラム 104th・抄録集 2000-11.
9) 天野敦雄，岡　賢二，村上伸也：ビジュアル歯周病を科学する．クインテッセンス出版，東京，2012．
10) 古谷野　潔，市来利香，築山能大：入門　咬合学．補綴臨床．医歯薬出版，東京，2006．
11) 新谷恵美，太田祥一：高齢者の口腔乾燥に対する「ブクブクうがい」の導入とその効果．日本顎咬合学会誌 Vol. 35 特別号 172. 2015-05-11.

災害と義歯

COLUMN

　2011年5月中旬，私は医療ボランティアとして気仙沼を訪れていました．東日本大震災から2カ月が経過していましたが，市内のいたる所に瓦礫が散乱し，復興とはほど遠い光景が広がっていました．気仙沼での活動は，市内の避難所や居宅を医師や看護師を中心とした多職種で巡回し，高齢者の健康調査や訪問診療・看護を行うもので，そのなかで私は口腔に関する問題に対応していました．

　口腔の問題として高齢者の義歯があります．義歯といって安易にとらえてはいけません．高齢者の場合，特に重要で，ことによっては生命を脅かす問題になりかねません．

　今回の震災で義歯を使用している避難者の17.2％が義歯を紛失したとの報告があります．さらに紛失した場合，口腔の健康に関するすべての質問に有意に悪いとの回答でした（図1）．

　義歯の紛失により，咀嚼が必要な食事は摂取困難となります．避難所での食事は皆同じで，咀嚼や嚥下に配慮されたものではありません．そのため，口腔や嚥下機能の状態により，食べられるものが限定されます．震災直後は固いパンを冷たい水に浸して軟らかくして食べる高齢者もいたという話を聞きます．

　高齢者は食事の摂取量が落ちれば，体力も低下します．それに伴い，嚥下機能も低下し廃用症候群（生活不活発病）に陥りやすいです．

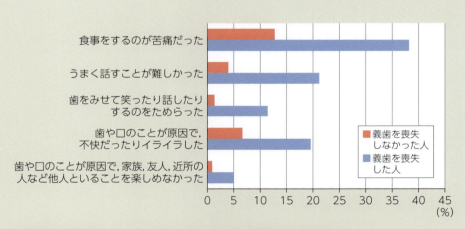

図1　義歯を喪失した人と喪失していない人の口腔の健康の違い

COLUMN

表1 震災前後の肺炎入院患者　対象期間：2010年3月1日〜2011年6月30日

		自宅	介護施設	避難所	合計
震災前	生存	162 (83.9%)	24 (75%)		186 (82.7%)
	死亡	31 (16.1%)	8 (25%)		39 (17.3%)
震災後	生存	89 (76.1%)	22 (55%)	54 (90%)	165 (76%)
	死亡	28 (23.9%)	18 (45%)	6 (10%)	52 (24%)

※震災後，期間平均で入院症例は2.4倍，肺炎死亡例は3.4倍に増加

　また避難所での水の使用の制限や義歯を他人の前ではずして洗うということに抵抗があり，清掃不良による口腔環境の悪化が懸念されました．口腔環境の悪化は誤嚥性肺炎など全身に悪影響を及ぼします．

　実際に気仙沼では震災後，肺炎入院患者が急増しました（**表1**）．その原因のほとんどが口腔や上気道に常在する肺炎球菌由来によるものでした．

　災害時，災害弱者となりうる高齢者の義歯の問題は，義歯の紛失だけでなく，その管理も重要です．私たちは今後の災害を想定し，今一度，義歯のありかたを検討する必要があります．

● 参考文献

1) Sato Y, Aida J, Takeuchi K, Ito K, Koyama S, Kakizaki M et al. Impact of Loss of Removable Dentures on Oral Health after the Great East Japan Earthquake：A Retrospective Cohort Study. J Prosthodont 2015；24(1)：32-36.
2) 大東久佳，鈴木基．東日本大震災後に気仙沼市内で発生した肺炎アウトブレイクに実態調査．国立情報学研究所　2013；p173-177.

（山谷歯科医院・気仙沼市立本吉病院　**一瀬 浩隆**）

Chapter 3

病院や施設での義歯への対応

❶ 病院や施設での口腔ケア

❷ 病院や施設でのメインテナンスの実際,注意点

❸ 歯科衛生士が看護師,リハビリテーション職,介護者へ指導する際のポイント

病院や施設での口腔ケア

藤田保健衛生大学医学部歯科　松尾浩一郎

病院や施設での口腔ケアの意義

① 感染対策としての口腔ケア

　口腔内には何億もの細菌が存在し，その多くは常在菌とよばれています．常在菌は，口腔内に存在する細菌のバランスを保つため，外来病原性微生物が侵入してきたときにそれを排除するように働くことで，生体を守っています．しかし，口腔内の細菌は，一般的にデンタルプラークとよばれるバイオフィルムを形成していきます（**図1**）．バイオフィルムは，菌体外多糖によって形成されたフィルム状に強固な粘着性の複合体です．そのなかで内毒素などを生成する病原性の強い細菌が増殖していきます．これらの病原菌は，歯周病やう蝕の原因菌であるだけでなく，呼吸器感染や血行感染による全身感染症の原因となります．一方，口腔ケアによって，このバイオフィルムを破壊することで，それらの全身合併症を予防できることが数多く報告されています．そのため，医療，介護の世界では，口腔ケアは感染対策の一つとして考えられています．

　口腔は，栄養摂取にとって重要な器官である一方で，呼吸器感染症の原因となる病原菌の温床にもなりやすい場所です．病院や施設では，口腔ケアによって口腔衛生状態を改善することで肺炎を予防し，また，口腔機能を高めて経口栄養摂取の促進につなげることが重要です（**表1**）．

② 義歯の衛生状態と義歯性口内炎，肺炎との関連性

　義歯の衛生管理も感染対策の一つとして重要です．義歯は，表面の粗糙性や疎水性の性質から，バイオフィルムを形成しやすい環境にあるため（**図2**），不潔な義歯は，義歯性口内炎を発生するリスク因子の一つとされています．義歯性口内炎は，義歯に覆われた口腔粘膜の炎症と浮腫と定義され（**図3**）[1]，全部床義歯装着者の約2/3程度に，その症状が現れていると報告されています．義歯性口内炎のリスク因子は，不適合の義歯，清掃状態の不良などがあげられます（**表2**）[1]．義歯の清掃不良があると，すぐに義歯表面にバイオフィルムが形成され，デンチャープラークが蓄積していきます．また，義歯表面はカンジダがコロニーを形成しやすい性状でもあります．そのため，義歯性口内炎の予防には，日常的に義歯を清潔に保つことが重要です．義歯の清掃には，ブラシによる機械的清掃だけでなく，義歯洗浄剤の使用も必要です．夜間の義歯の装着も義歯性口内炎のリスクを高めると報告されています．

　近年デンチャープラークと肺炎との関係も報

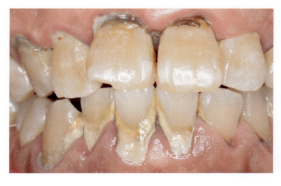

図1 歯面に付着したデンタルプラーク

表1 病院，施設での口腔ケアの目的

- ▶口腔衛生状態を改善し，感染症を予防する
- ▶口腔機能を高めて，経口栄養摂取の促進につなげる

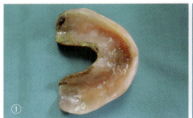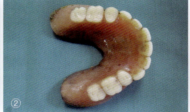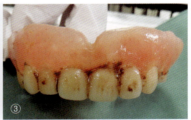

図2 デンチャープラーク

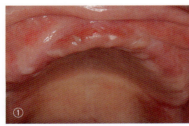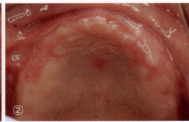

図3 義歯性口内炎

告されるようになってきました．義歯表面のバイオフィルムであるデンチャープラークには，肺炎起因菌が多く存在します[2,3]．これらの病原菌を口腔内の唾液ととともに誤嚥してしまうと誤嚥性肺炎のリスクが高まることが近年明らかになってきました．特に，夜間は嚥下反射が鈍くなるため，唾液の不顕性誤嚥が増加します．そのため，睡眠中に義歯を装着していると肺炎発症リスクが2倍になるとの報告もあります[4]．咬合接触が少ない症例では，現在歯の咬合性外傷の予防のために夜間の義歯装着が推奨されることもありますが[5]，誤嚥リスクの高い摂食嚥下障害者では，肺炎リスクが高まる可能性があるため，適切な義歯の清掃と睡眠時の取

1 病院や施設での口腔ケア

りはずしが望ましいです．

病院や施設での義歯の意義

① 栄養回復のための義歯

口腔は，経口摂取という栄養摂取経路の入口であり，口腔機能の維持向上は栄養管理において欠かせません．病院や施設では，疾患や摂食嚥下障害，活動度やADLの低下，食欲低下などさまざまな要因で，経口からの栄養摂取が不十分になることが多いです（**表3**）．不十分な栄養摂取は低栄養の状態を引き起こします．低栄養の状態になると，筋力や筋肉量が低下し，サルコペニアとよばれる状態に陥ります．サルコペニアが進行すると，筋肉量の減少から基礎代謝が低下し，消費エネルギーが落ち，栄養摂取が低下するという負の連鎖を引き起こします．また，サルコペニアの進行により，転倒や活動度の低下が生じやすく，最終的には要介護状態へとつながります（フレイルサイクル/**図4**）．また，低栄養状態では，感染症に罹患しやすくなり，褥瘡を作りやすくなるなど，合併症のリスクが高まることで，予後が不良になるとも報告されています．

健常者における義歯の役割は，咬合や審美性の回復にある．健常者では咬合が回復することで，食べられる食品のバリエーションも増加することが知られています．一方で，病院や施設にいる高齢者にとって，適切な義歯を入れることは，咬合回復のみならず，栄養サポートの一面もあります．摂食嚥下障害によって常食が摂取できない患者では，咀嚼の必要性のないペースト食などが提供されます（**図5**）．しかし，適切な摂食嚥下リハビリテーションによって，嚥下機能は徐々に回復していきます．ただ，嚥下機能が回復しても，義歯が不適合や破折などで使用できないと，食事形態は結局軟らかい食事形態のままで止まってしまいます．ペースト食などは，患者によっては，嗜好が合わないために摂取量が増えないこともよくあります．義歯をしっかり使えて，かめるようになると食事の形態も上げやすくなり，食事の摂取量も伸びやすいです．病院や施設においては，義歯は咬合回復だけではなく，口腔機能の回復や栄養摂取の促進のカギとしても働きます．さらに，看護師や介護士などの介助者と歯科医療者との連携によって，義歯の不適合を早期に発見することで歯科への依頼が可能となり，経口摂取の促進につながります．

② 病院は義歯不適合の温床

急性期病院では，疾患罹患後，緊急な処置を必要とする患者さんへの集約的な治療がなされます．救命が優先され，経口栄養摂取はしばしば止められます．意識レベルの低下，脱水，酸素マスクでの口呼吸などから口腔乾燥を併発し，口腔内環境は悪化します．また，経口摂取を行わないために，義歯がはずされていることが多いです．劣悪な口腔内の環境は，そのまま放置されていると一気に悪化が進み，全身状態が回復して経口摂取を始めようかというときには，口の中がぼろぼろになり，義歯の不適合も進んで，経口摂取などできないという状態に陥りやすくなります．実際に，ある病院では，患者の約半数に義歯不適合が認められたとの報告もあります（**表4**）．このような義歯の不適合をできるだけ早い段階で発見することが，口腔機能の維持，向上のために重要です．

多職種連携による口腔ケア

① 問題の早期発見と個別の対応

義歯のケアを効率的に進め，義歯の問題を早期に発見するためには，多職種連携が欠かせません．口腔ケアの多職種連携におけるキーワー

表2 義歯性口内炎のリスク因子[1]

- ▶義歯の不適合
- ▶義歯の清掃不良
- ▶口腔衛生状態の不良
- ▶カンジダのコロニー形成
- ▶夜間の義歯の装着

表3 高齢者の代表的な低栄養の要因[8]

1．社会的要因	独居，介護力不足，孤独感，貧困
2．精神的心理的要因	認知機能障害，うつ，誤嚥・窒息の恐怖
3．加齢の関与	嗅覚・味覚障害，食欲低下
4．疾病要因	臓器不全，炎症・悪性腫瘍，消化管の問題，薬物副作用，義歯など口腔内の問題，咀嚼・嚥下障害，ADL低下
5．その他	不適切な食形態，栄養の誤認識，医療者の誤った指導

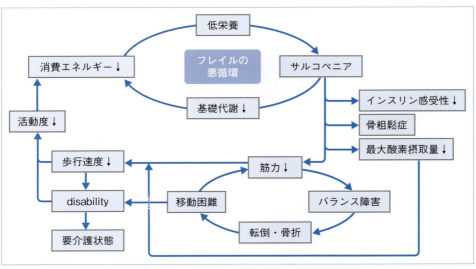

図4 フレイルサイクル[9]

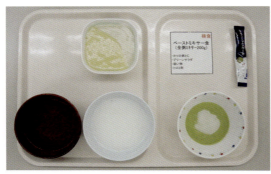
① ペースト食

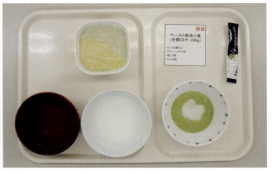
② ペースト粒あり食

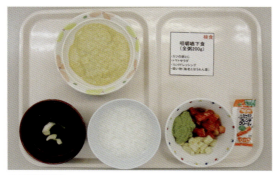
③ 咀嚼調整食

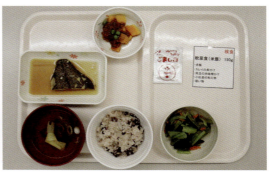
④ 軟菜食

図5 当院の摂食嚥下食の一覧
摂食嚥下機能のレベルに合わせて，食形態が決まる．

表4 入院患者の歯科的主訴と治療必要性

歯周炎		主訴		
		あり	なし	合計
治療	必 要	14	81 (75%)	95 (76%)
	不 要	3	27 (25%)	30 (24%)
	合 計	17	108	125

義歯		主訴		
		あり	なし	合計
治療	必 要	19	24 (38%)	43 (49%)
	不 要	4	40 (62%)	44 (51%)
	合 計	23	64	87

(H14年度厚労働科研費医療技術評価研究事業「口腔保健と全身的な健康状態の関係について」/主任研究者：小林修平　より)

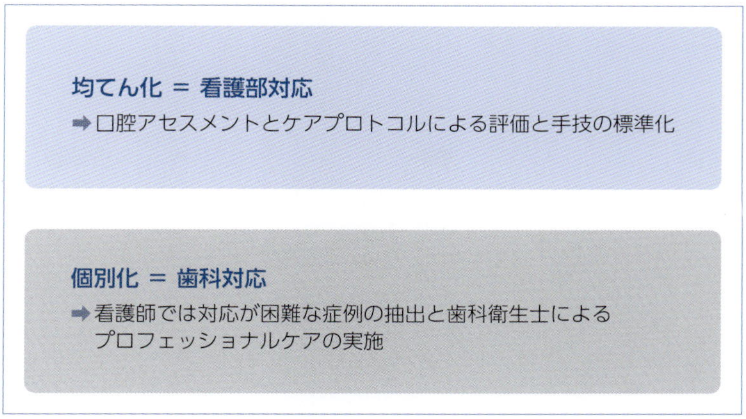

均てん化 ＝ 看護部対応
➡ 口腔アセスメントとケアプロトコルによる評価と手技の標準化

個別化 ＝ 歯科対応
➡ 看護師では対応が困難な症例の抽出と歯科衛生士による
プロフェッショナルケアの実施

図6 口腔ケアの多職種連携

ドは，「均てん化」と「個別化」です（**図6**）．日常的な口腔ケアを実施するのは病院や施設の介助者です．口腔ケアにおける「均てん化」とは，介助者による日常的なケア手技の介入回数や介入方法を統一し，手技の標準化と技術向上を図ることにあります．口腔ケアは，口腔内の汚染状況やADLの自立度などによってケアの介入頻度は変化します．アセスメントにより定量的に評価し，その点数によってケアプロトコルを作成することで，介助者間での口腔ケアの手技や介入回数の統一を図ることができます．

一方で，「個別化」とは，口腔ケアが困難な症例に対して，歯科衛生士による専門的な口腔ケアを実施することで効果的に口腔衛生状態を改善することです．アセスメントにより汚染状況を定量化し，ある点数以上の汚染状況の場合には歯科衛生士に依頼できるようなパスがあると口腔ケアの効率化を図ることができます．これが「均てん化」と「個別化」による多職種連携での口腔ケアです．

義歯の管理や清掃についての他の職種への指導については後述します．ここでは，多職種連携ための口腔アセスメントについて説明します．

② 口腔アセスメントシート（Oral Health Assessment Tool：OHAT）

アセスメントシートの要件として重要なことは，煩雑でなく，歯科医療者でない看護・介護職が短時間で評価できる簡便性にあります．口腔ケアのアセスメントシートは幾つかありますが，今回は日本語版 Oral Health Assessment Tool（OHAT-J）を紹介します（**表5**）．OHATは，オーストラリアの歯科医師 Chalmers らによって開発，報告された介護者が口腔評価を行うための簡便な口腔評価シートです[6]．OHATは，自分で口腔内の問題を表出できないような要介護高齢者の口腔問題をみつけて対応するために開発されました．評価項目は，口唇，舌，歯肉・粘膜，唾液，現在歯，義歯，口腔清掃，歯痛の8項目が健全から病的までの3段階に分けられています．OHATに特徴的なのは，衛生状態の評価だけでなく，義歯の使用状況や破折の有無，う蝕の本数など咀嚼に関連する項目が含まれていることです．私たちは，OHATの日本語版を作成し，その再現性や妥当性も検証しました[7]．OHAT-Jの評価用紙は，当科のホームページからダウンロードして使用できるようにしてありますので（http://dentistryfujita-

表5 日本語版 ORAL HEALTH ASSESSMENT TOOL (OHAT-J) (Chalmers JM et al., 2005 を日本語訳/松尾ら, 2016)

ID： ／　氏名：　／　評価日： ／　　／　　／

項目	0＝健全		1＝やや不良		2＝病的		スコア
口唇	正常、湿潤、ピンク		乾燥、ひび割れ、口角の発赤		腫脹や腫瘤、赤色斑、白色斑、潰瘍性出血、口角からの出血、潰瘍		
舌	正常、湿潤、ピンク		不整、亀裂、発赤、舌苔付着		赤色斑、白色斑、潰瘍、腫脹		
歯肉・粘膜	正常、湿潤、ピンク		乾燥、光沢、粗糙、発赤部分的な（1～6歯分）腫脹義歯下の一部潰瘍		腫脹、出血（7歯分以上）歯の動揺、白色斑、潰瘍、発赤、圧痛		
唾液	湿潤漿液性		乾燥、べたつく粘膜、少量の唾液口渇感若干あり		赤く干からびた状態唾液はほぼなし、粘性の高い唾液口渇感あり		
現在歯 □有 □無	歯・歯根のう蝕または破折なし		3本以下のう蝕、歯の破折、残根、咬耗		4本以上のう蝕、歯の破折、残根、非常に強い咬耗義歯使用なしで3本以下の現在歯		
義歯 □有 □無	正常義歯、人工歯の破折なし普通に装着できる状態		一部位の義歯、人工歯の破折なし毎日1～2時間の装着のみ可能		一部位以上の義歯、人工歯の破折義歯紛失、義歯不適のため未装着義歯接着剤が必要		
口腔清掃	口腔清掃状態良好食渣、歯石、プラークなし		1～2部位に食渣、歯石、プラーク若干口臭あり		多くの部位に食渣、歯石、プラークあり強い口臭あり		
歯痛	疼痛を示す言動的、身体的な兆候なし		疼痛を示す言動的な兆候あり：顔をしかめる、口唇を噛む、食事しない、攻撃的になる		疼痛を示す身体的な兆候あり：頬、歯肉の腫脹、歯の破折、潰瘍、歯肉下膿瘍。言動的な徴候もあり		
	0	1	2	3	4		合計

歯科受診（ 要 ・ 不要 ）　再評価予定日　／　　／

日本語訳：藤田保健衛生大学医学部歯科　松尾浩一郎　with permission by The Iowa Geriatric Education Center avairable for download：http://dentistry.fujita-hu.jp/

hu.jp/index.html），ご興味のある方は一覧ください．OHATを口腔スクリーニングとして使用することで，義歯の不適合や清掃不良を早期に発見することができ，必要に応じて歯科への口腔ケアや義歯修理などの依頼が迅速に行えるようになります．例えば，当院のSCU（stroke care unit）では，口腔スクリーニングとしてOHATを導入したことで，脳卒中で入院してきた直後から義歯の不適合や口腔清掃不良などの問題を発見でき，早期の歯科依頼が可能となっています．摂食嚥下リハビリテーションと同時に義歯の修理や作製を進めていくことで，嚥下障害の回復と同時に口腔機能の回復が実現できています．

● 参考文献

1) Gendreau L, Loewy ZG：Epidemiology and etiology of denture stomatitis. J Prosthodont 20：251-60, 2011.
2) Sumi Y, Miura H, Sunakawa M, et al.：Colonization of denture plaque by respiratory pathogens in dependent elderly. Gerodontology 19：25-9, 2002.
3) O'Donnell LE, Smith K, Williams C, et al.：Dentures are a Reservoir for Respiratory Pathogens. J Prosthodont 25：99-104, 2016.
4) Iinuma T, Arai Y, Abe Y, et al.：Denture wearing during sleep doubles the risk of pneumonia in the very elderly. J Dent Res 94：28S-36S, 2015.
5) 歯の欠損の補綴歯科診療ガイドライン 2008．日本補綴歯科学会，2008.
6) Chalmers JM, King PL, Spencer AJ, et al.：The oral health assessment tool--validity and reliability. Aust Dent J 50：191-9, 2005.
7) 松尾浩一郎，中川量晴：口腔アセスメントシート Oral Health Assessment Tool 日本語版（OHAT-J）の作成と信頼性，妥当性の検討．障害者歯科 37：1-7，2016.
8) 葛谷雅文．低栄養．In：大内尉，秋山弘子，eds. 新老年医学　第3版．東京大学出版会，東京，2010，：579-590.
9) Xue QL, Bandeen-Roche K, Varadhan R, et al.：Initial manifestations of frailty criteria and the development of frailty phenotype in the Women's Health and Aging Study Ⅱ. J Gerontol A Biol Sci Med Sci 63：984-90, 2008.

2 病院や施設でのメインテナンスの実際，注意点

藤田保健衛生大学医学部歯科　中川量晴

義歯のメインテナンスの実際

　義歯のメインテナンスは，破損，不適合の確認や清掃，管理方法の指導を行い，義歯を長期間，安定して使用することを目的としています．しかしながら一度疾患に罹患すると，患者は急性期病院で数週間加療し，その後回復期病院やリハビリテーション病院，施設，在宅へ転退院します（**図1**）．そのため，その間のメインテナンスは各施設で短期間しか行われず，施設を移動するたびに別の者が担当するケースが少なくありません．前項で述べられている通り，病院や施設における義歯の役割は，口腔機能の回復や栄養サポートの側面をもちます．病院や施設における義歯のメインテナンスは，前提として一連の期間中の義歯管理を切れ目なく行うことが大切で，そのうえで患者の栄養摂取の促進に貢献したいものです．

① 義歯床や人工歯の破折

　義歯床や人工歯の破折の有無などを実際に診査するのは歯科医師ですが，破折の早期発見や患者，周囲の者からの情報収集は歯科衛生士も担います．義歯床の破折は上顎に多く，特に切歯乳頭付近から口蓋正中部に沿って多いことを覚えておくとよいです[1]．義歯破折の原因は，手指の巧緻性低下や口腔の感覚鈍麻，運動障害などのため患者自身が落下させてしまうこと，もしくは義歯の扱いに不慣れな院内の他職種や施設職員らがうまく口腔へ装着できずに落下させ破折にいたることがあります（**図2**）．義歯の着脱や洗浄を誰が，いつ行っているか把握し，本人による十分な義歯管理が困難な場合は，落下予防のために介助者らに義歯管理方法を指導します．また義歯の破折の評価には，前述のOHAT-J評価用紙を使用してもよいです[2]．義歯評価項目については，医療や介護の現場における再現性が示されているため，歯科衛生士のみでなく指導教育を受けた他職種が評価を行うことができます．義歯の使用状況（詳細は当科のホームページを参照）と破折などの状態によって評価します．破折などの状態は，義歯や人工歯の破折，破損が1部位に認められるとスコア1とし，2部位以上あればスコア2とします．

② 義歯の不適合

　義歯不適合の主な原因は，長期的な歯槽骨の吸収による顎堤粘膜の形態変化や支台歯（鉤歯）のう蝕，歯周疾患の進行などによる口腔環境の変化があげられます（**図3，4，5**）．急性期病院入院中に，意識障害や経管栄養等の理由で義歯未装着のまま過ごし，その状態が転退院先でも継続され義歯が合わなくなることがあります．病院においては，退院までの期間に義歯の

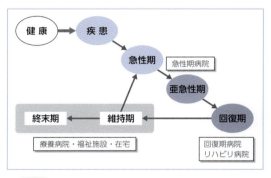

図1 病院-施設-在宅のフローチャート

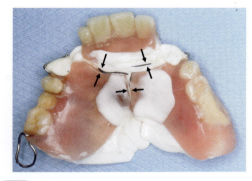

図2 破折義歯（矢印：破折線）
犬歯付近から口蓋正中にかけて破折した上顎義歯．軟性材料で応急的に補修されていたが，維持は得られていなかった．

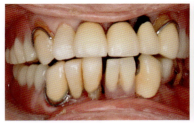

図3 不適合義歯①
一見適合がよさそうな義歯

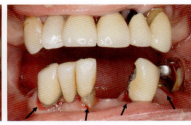

図4 不適合義歯②
義歯をはずすと支台歯（鉤歯）の歯周炎が進行していた（矢印：進行した歯周炎）．

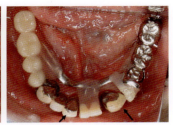

図5 不適合義歯③
鉤歯に維持装置（クラスプ）がなく（矢印），咀嚼すると浮き上がる状態であった．

不適合を早期に発見し，調整・修理，新製して口腔内に装着することが望ましいです．適合がよい義歯を使用して，舌の機能訓練や咀嚼訓練等を行うことも歯科衛生士の重要な役割の一つであり，このような義歯の機能面に着目したリハビリテーションも義歯のメインテナンスに含まれると考えられます．施設においては，嚥下や咀嚼機能にもよりますが，入居者の食に対する要望が義歯の不適合によって制限されていないか確認します．義歯の適合状態を改善すると食形態を上げられることをしばしば経験します．いずれの場合も病院や施設において歯科衛生士が関わる期間によらず，次の施設へ義歯の適合状態と機能性を書面などで引継ぐことが大切です．

③ 義歯の清掃・管理

健常者における義歯の清掃や管理は，当人への指導がほとんどですが，病院や施設では多職種や介護者に対して行うことが多い．多職種や介護者のなかには若年者もおり，義歯の取り扱いに不慣れなことがあり，未使用の義歯が数日間交換していない水中に保管されていたり（**図6**），部分床義歯の上下を取り違えて扱うような場面にも遭遇します．そのため義歯の清掃・管理の指導は，できるだけ平易な言葉を用いて行うよう心掛けましょう．当院で他職種に指導している義歯清掃・管理の具体的な内容に関しては，次項で詳説します．また在宅では，家人が介助者であることが多いですが，病院や施設では日替わり，場合によっては時間ごとに担当者

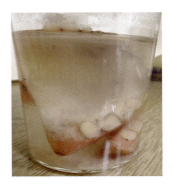

図6 水中に放置された未使用義歯

表1 代表的な高次脳機能障害における義歯メインテナンスの注意点

言葉の障害	失語症	運動性の失語	流暢に話せないが日常会話は理解できるため，適切な指導で清掃・管理は自立できる
		感覚性の失語	流暢に話すが，聴理解が低下しているため，清掃・管理は介助を要することが多い
認知の障害	失認	空間の失認	注意を向けられる側から，義歯をもたせる（触覚），声掛けをする（聴覚）などして，清掃・管理の自立を支援する
動作の障害	失行	遂行機能の障害	単純動作（義歯をもつだけ）から複雑動作（義歯を洗う，ブラシで清掃する）へ段階的に練習する

が替わります．例えば，絵やイラストなどを描いてベッドサイドや部屋に示し，誰が義歯の清掃・管理を担当しても十分行えるよう配慮することが大切です．

義歯のメインテナンスの注意点

① 口腔の感覚鈍麻・運動障害

脳血管障害の後遺症などのため口腔領域に感覚鈍麻や運動障害があると，おもに麻痺側の義歯に食渣などの汚れが停滞しやすいです．ケアする際に，なにげなく清掃するのではなくそのような所見がないか観察します．またそのような所見がある者は，上肢や手などにも感覚や運動障害を認めることがあるので，義歯の清掃・管理が自立して十分行えるか確認します．

② 高次脳機能障害（表1）

・失語症

ある程度の会話は理解できますが流暢に話せない運動性失語と，発話は流暢ですが言葉の誤りが多い感覚性失語などがあります．運動性失語は，難聴や認知症とは異なり，話す内容は十分に理解できるので，原則義歯の清掃・管理の自立の支障にはなりません．不要な介助など自立していないと決めつけた言動は，本人の自尊心を傷つけかねないので注意してください．一方，感覚性失語は，一見指導をよく受け入れるようにみえますが，理解力が低下していることがあるため，流暢に話せるからといって本人に管理を任せすぎることは禁物です．

・失認

失認は，意味を取り去った正常な知覚とされ，視野は残存していますがみえたものが何で

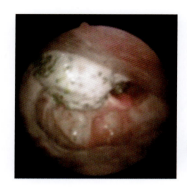

図7 食塊形成不良例（内視鏡画像）
義歯装着後，よく咀嚼して食べているが，ブロッコリーがそのままの形態で咽頭へ入ってきている．

あるか認識できない状態です．半側空間無視などは，脳血管疾患患者のなかでも右半球の障害で起こる頻度が高いです．例えば，自分の身体より右側に義歯があればそれを手に取って清掃することができますが，反対側にあると途端に困難となります．リハビリテーションでは左側からの刺激を増やして動作獲得を目指すことがありますが，代償的に介助者が右手で触れさせたり，右側から声かけを行うことで義歯管理の自立を目指す方が，日常生活においては有効なことが多いです．

・失　行

感覚鈍麻や運動障害がなく，また実行するべき内容が理解できているにも関わらず，目的とする動作が行えない状態です．無意識なあくびで口は開きますが，口を開けてくださいという指示には従えません．義歯をもたせるなどの単純な動作から練習し，流水下で義歯を洗う，ブラシで清掃するなど，複雑な動作へ段階的に練習するとよいでしょう．

③ 認知機能の低下

義歯の清掃・管理の自立度は認知症の進行度に依存します．また義歯を装着していても，咀嚼する機能が低下して食塊形成が不十分になっていることがあるため，食事の形態などには注意しなければなりません（図7）．認知症患者では，食事が自立していても，丸のみや詰め込みなどの摂食行為が多くなり窒息の危険性が高まるため，見守りなどの介助を要することがあります[3]．

● 参考文献

1) 高山義明：口蓋部床用材料が上顎全部床義歯の機械的特性に及ぼす影響．口腔病学会雑誌．55(3)：471-8，1998．
2) 松尾浩一郎，中川量晴：口腔アセスメントシート Oral Health Assessment Tool 日本語版（OHAT-J）の作成と信頼性，妥当性の検討．障害者歯科 37：1-7，2016．
3) Samuels R, Chadwick DD：Predictors of asphyxiation risk in adults with intellectual disabilities and dysphagia. J Intellect Disabil Res, 50：362-370, 2006.

歯科衛生士が看護師，リハビリテーション職，介護者へ指導する際のポイント

藤田保健衛生大学医学部歯科　鈴木　瞳
藤田保健衛生大学医学部歯科　松尾浩一郎

● 病院や施設での口腔および義歯の衛生管理における歯科衛生士の役割

　病院や施設では，認知症や脳血管疾患をはじめ，さまざまな全身疾患によりADLの低下を生じ，患者自身による口腔ケアや義歯の管理が困難となることが多いです．病院や施設では，歯科衛生士がすべての患者の口腔ケアに対応することは現実的に難しいです．そのため，看護師や施設職員，リハビリテーション職員による口腔および義歯のケアが必要となります．そこで，歯科衛生士は，実際の口腔ケアに従事するだけでなく，適切な義歯の衛生管理や口腔ケアについて歯科以外の職種へ伝えていく役割を担う必要があります．口腔ケアや義歯管理に関わる知識や技術には，スタッフ間や経験年数によって大きな差がみられます．口腔のケアや義歯管理に関わる職種が，一定の知識と技術をもつことで，基本的な口腔のケアの質の向上を図ることができます．

　当院では，病棟ごとに歯科衛生士が看護師へ口腔ケアの勉強会を開催し，口腔内の評価や口腔ケアの方法や義歯の管理方法について，実習も織り交ぜながら説明を行い，看護師による口腔ケアの質の向上を目指しています（**図1**）．また，言語聴覚士は，摂食嚥下訓練や発声訓練などの場面で，口腔や義歯に触れる機会が多いため，歯科衛生士との合同の勉強会を開催することで，適切な口腔ケアの手技や義歯の取扱いについて，共通の理解を深めています．

● 義歯の管理や清掃に関する問題点

　病院や施設において，口腔ケアの意識は高まってきていますが，義歯の管理については十分とはいえないことが多いです．病院では，意識レベルの低下や経口摂取の中止などの理由から，義歯をはずしてしまうことが多いです．そのため，長期間の未装着から義歯不適合となってしまうことがままあります．反対に，小さな部分床義歯やノンクラスプ義歯などは，装着している義歯の存在に気づかれずに，長期間装着されたままということがあります．義歯の清掃方法についても，一定レベルの理解を得られていないことがあります．物理的清掃は行わずに洗浄剤による化学的洗浄のみで義歯清掃が行われていたり，義歯性潰瘍やカンジダなどが気づ

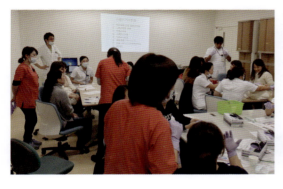

図1 病棟看護師への口腔ケア研修会
講義と実習を通して，口腔ケア方法や義歯管理について伝えている．

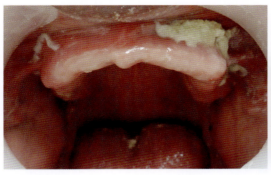

図2 義歯をはずした後の口腔内写真
口腔機能の低下，口腔ケアや義歯管理が行われていないため口腔内に多量の食渣が残留してしまっている．

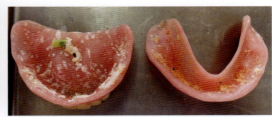

図3 義歯内面の汚染

かれずに放置されていることもあります（**図2，3**）．

連携のための口腔アセスメントの活用

病院や施設では，口腔ケアを行うスタッフも数多く存在するため，すべてのスタッフが共通の認識をもって義歯管理や口腔ケアを行えるような仕組み作りが必要です．前述したように，アセスメントを実施することで，口腔内の問題点に気づき，口腔ケアや義歯清掃の手技を統一することで，介助者間のケア技術のムラを減らすことが可能となります．

例えば，当院の救急総合内科という誤嚥性肺炎患者の多い病棟では，看護師が，歯磨き（Brushing），義歯着脱（Denture wearing），うがい（Mouth Rinsing）の3項目からなるBDR指標による口腔管理の自立度の把握と，前項のOHAT-Jを用いた口腔のアセスメントを入院直後に行い，その評価に応じてケア介入の必要性や介入回数，内容等を設定しています．その後，1週間ごとに再評価を行い，口腔ケアの方法・内容の見直しを行いながら，患者さん一人ひとりに合わせながら，標準化された口腔ケアを実施しています．また，OHAT-J評価により，口腔汚染や義歯関連の問題を発見したときには，必要に応じて歯科への受診や相談を行っています（**表1**）．

義歯清掃に関する基本的指導内容

多くの職員や看護師が関与する場では，口

表1 口腔清掃の自立度判定基準（BDR指標）

項目	自立	一部介助	全介助
Brushing（歯磨き）	a．ほぼ自立して磨く 1．移動して磨く 2．寝床で磨く	b．部分的には自分で磨く 1．座位を保つ 2．座位を保てない	c．自分で磨かない 1．座位・半座位を保つ 2．半座位も取れない
Denture wearing（義歯着脱）	a．自分で着脱する	b．はずすかつけるかどちらかは自分でする	c．自分では全く着脱しない
Mouth rinsing（うがい）	a．ブクブクうがいできる	b．水は口に含む程度はする	c．口に含むこともできない

（厚生労働省：口腔機能向上マニュアル．2005．より）

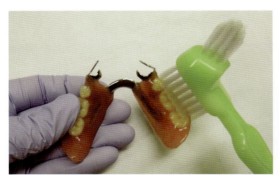

図4 義歯清掃方法

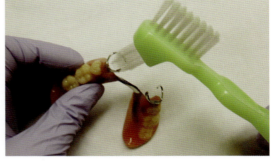

図5 クラスプ部の清掃方法
クラスプの周囲は汚染しやすいため，義歯用ブラシのやや硬めの面を使用して清掃を行うように説明する．

腔・義歯のケア方法について複雑化させずに，すべてのスタッフが行えるように工夫することが必要です．以下に，当院で，歯科衛生士が他の職種に対して指導している義歯清掃の基本的な内容を示します（図4，図5）．
① 口腔および義歯清掃時は，必ず義歯をはずし，義歯と口腔粘膜，歯面それぞれを清掃します．
② 口腔粘膜は，スポンジや舌ブラシを用いてケアを実施します．清掃後は，口腔用ウエットティッシュを用いて汚染物の回収を確実に行います．
③ 義歯は義歯用ブラシか歯ブラシを使用した機械的清掃と，義歯洗浄剤を用いた化学的洗浄を併用します．
④ 義歯は粘膜面や歯間，部分床義歯ではクラスプ付近が汚染しやすいため，義歯用ブラシを使って丁寧に清掃を行います．
⑤ 部分床義歯では，クラスプや鉤歯部分を確認し，鉤歯に動揺や炎症がある場合には，丁寧に歯ブラシで清掃し炎症改善に努めます．

義歯の装着や管理に関する基本的指導内容

① 部分床義歯の着脱時は，クラスプの位置を確認し，方向に注意しながらはずしてもらいます．一方向だけを引っ張るのではなく，すべてのクラスプを少しずつ移動させます（図6）．着脱困難な方は，調整や装着方法について個別指導を行います．
② 鉤歯の動揺や周囲歯肉の炎症がある場合は，

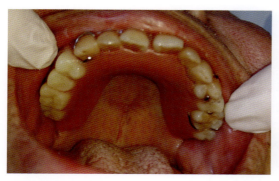

図6 義歯装着時の説明
部分床義歯着脱の介助時には，クラスプがどこにかかるか口腔内で実際に確認しながら説明を行う．

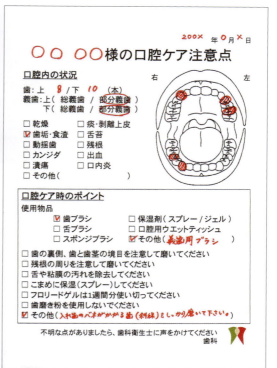

図7 口腔ケア説明用媒体の例
多くの看護師が口腔ケアに関わる当院では，すべての方に個別指導を行うことは難しいため，図のような媒体を用いてケアのポイントを伝えている．

着脱時の痛みに配慮します．
③ クラスプ部分の変形を防ぐために，義歯は指でしっかりと入れ，かんで装着するようなことがないようにします．
④ 食後や就寝前は義歯をはずし，長時間装着しない場合は変形や破損を防ぐために水中で保管します．
⑤ 意識障害や認知症のある場合には，誤飲や紛失のリスクもあるため，義歯やケースに記名して管理の徹底を図ります．

　上記は基本的な義歯の管理・口腔ケアの内容ですが，さまざまな問題から個別の対応が必要なケースも存在します．個々の全身状態や摂食嚥下機能なども考慮し，義歯装着方法や装着時間帯などの指導，義歯の清掃方法の指導など，言葉では伝わりにくい内容の際には，実際に患者の口腔内を看護師とともに確認しながら説明を行い情報の共有も必要となります．また，多くの看護師や職員が関わるため情報伝達のツールとして口腔ケアに関する説明用媒体を活用し，視覚的にも指導のポイントが伝わるような工夫も必要です（**図7**）．

コラム3 認知症と義歯 その1
—— 50％を70％の義歯に

　認知症が進行していくと，口腔の刺激に対して過敏に反応する患者さんが増えるような印象があります．声かけをしてから，義歯をはずしたりブラッシングをしようと唇に触れると，ビクンと驚いたり，大きな声を出して嫌がったり，反応はさまざまです．口という髪の毛1本でも，少しの味の違いでも，温度の違いも鋭敏に感じ取る口は，認知症が進行してもその感覚の鋭さは衰えないことも多いのではないかとも思えます．感覚的に嫌なものは嫌という素直な反応を示す認知症患者さんたちをみていると，逆に健常者の患者さんたちは，顔や態度には出さずにとにかく我慢，我慢で歯科治療を受けているんだなぁ．と思います．

　このような鋭敏な感覚の口腔ですから，認知症患者さんにとって義歯という大きな異物はやっかいです．高齢者が多い病院に勤務しはじめの頃，認知症の患者さんの義歯が合わなくなったからと，あれこれ苦労しながら新製しても，新製義歯は使ってもらえないことがよくありました．「最初はなれないから，食べてないときに装着してならして，徐々に食事もさせてみてください．」なんて簡単に看護師さんにお願いして病棟に返しても，口の中に入れたとたんにはずしてしまうのですから，なれようもありません．どうしてだろうと色々と考えると，旧義歯と新製義歯では，概形線やかみ合わせや高さ，床の厚みなどが違うものですから，認知症の患者さんは感覚的に素直に「私の義歯と違う」と思っているのかもしれないと考えました．

　そこで認知症が進んだ患者さんの場合には，旧義歯を少しずつ修理して使用できるかどうか様子をみながら治療を進めることにしました．例えば，上顎総義歯の場合には，まずは床縁を伸ばさないように内面の適合だけを改善するティシュコンをして様子をみます．1週間後に上顎結節部分の床を延長，2週間後からは後縁を少しずつ延長しながら吸着をよくする．いわば50％の義歯を，60％，70％…と改造していき，一段落と考えたところで間接リライニングして数カ月使用してもらう．そして次のリコール時には70％の義歯に十分なれたところでもう少しよい状態の80％を目指すというような治療です．こんな風に治療をノンビリと進めるようになってから，徐々に義歯を使ってもらえないということが少なくなって行くと同時に，新製するときにもどこに気をつければ新義歯を使ってもらえるかというようなノウハウを学べたような気がします．

（コラム4につづく）

（医療法人渓仁会札幌西円山病院　**藤本 篤士**）

認知症と義歯 その2
―― 義歯とオーラルディスキネジア

　ディスキネジアとは無意識に起きてしまう不随意運動が，意識して行う随意運動よりも優勢になってしまう運動異常のことで，オーラルディスキネジアとは口に起きる運動異常のことです．例えばモグモグ咀嚼しているかのような運動をずっと無意識に続けていたり，舌をベロベロと出したり引っ込めたりなどがあります．

　四六時中舌をベロベロと出したり引っ込めたりしている重度の老人性認知症の91歳のウメばあちゃんは，病棟でイジメにあいました．ある患者さんが「ベロベロして気持ち悪い！」と，ウメばあちゃんをドンと押したので車イスから転倒してしまい，その拍子に大腿骨を骨折してしまいました．この話を聞いたご家族はため息混じりに「義歯が合っていたときにはベロベロしていなかったのですがねぇ…」と言ったそうで，これを聞いた師長が歯科にやってきて「先生，何とか合った義歯を入れてください．そうしないとまた事故が起きかねません」と強く言われてしまいました．

　それでは作りましょう．と，簡単には行きませんでした．義歯を作ろうと，印象を採るのも拒否が強くてなかなかできませんし，なんとか印象を採っても咬合床を口に入れるのもいやがりますし，指示に従えません．そこで，家族に古い義歯はとっていないか聞くと，数カ月前まで使っていた義歯があるということだったのでもってきてもらいました．この義歯のコピーデンチャー（複製義歯）を口の中に入れてみると，ガバガバと緩いのですが口の中に入れたままにしてくれました．これはチャンスと，まずはティシュコンをして内面の適合を上げて，次の週から後縁を伸ばして，少しずつ床縁の形態を整えていくと，義歯を口の中に入れて食事もできるまでになりました．押さえつけて印象を採ったり，かみ合わせを採るのに苦労するなどは全くありませんからとても楽な治療でした．なんと，それと同時にベロベロと舌を出すオーラルディスキネジアは，義歯を口の中に入れている間には完全に消失して，普通のおとなしいウメばあちゃんとなったのです．

　さてこれで，めでたしめでたし終了，というわけにはいきません．もう一仕事しました．この仕事ができたのは過去に使っていた義歯があったからこそです．認知症の患者さんは，ご丁寧にティッシュペーパーなどに包んで義歯をゴミ箱に捨ててしまい，病棟中で大騒ぎなんてことがよくあります．ですから，現在使用できている義歯のコピーデンチャー（複製義歯）を作って，それを保管してもらいました．認知症患者さんの義歯は細かい配慮が必要なのです．

（コラム5に続く）

（医療法人渓仁会札幌西円山病院　藤本 篤士）

認知症と義歯 その3
—— 義歯と不隠，感情失禁，徘徊，暴力

COLUMN

　当院に隣接する介護老人福祉施設に入居している重度認知症のヨシさんが，やつれた看護師さんと一緒に受診しました．かなり重度の老人性認知症であったので意思の伝達は難しく，普段はおとなしいのですが気に入らないことがあると蹴飛ばしたり，「この野郎！」と叫んだり，暴力・暴言もある患者さんでした．看護師さんの話を聞くと1週間くらい前からとても落ち着かない不隠，泣いたり叫んだりの感情失禁，徘徊，暴力などが頻繁になり困っているとのことでした．そこでどこか体調が悪いのかと内科を受診させても原因不明であり，いつもなら気持ちよくて機嫌が良くなるはずの膀胱洗浄をしてもだめ，お気に入りのお人形をもたせても投げつけ，思いつくことを全て試しても状況は改善しないと，困り果てやつれてしまったそうです．そんなヨシさんをどうして歯科に連れてきたのか聞くと，思い返すと一週間前に義歯を紛失してからだと気がついたからだそうです．そしてできればそれが原因であってほしいと，藁にもすがる思いで受診したと切々とお話されました．

　さて上顎は総義歯，下顎は部分床義歯を作ることになりましたが，参考となる旧義歯はなく，全くイチから作ることになりました．そして「叩く，蹴る，叫ぶ」ヨシさんをなだめすかしながらなんとか義歯を作りました．アルジネート印象は早く固まるようにぬるめの水で練り，咬合採得は唇を深くつまんで採る，試適時に咬合高径をしっかり決める，人工歯の咬頭展開角はフラットに，上顎義歯は旧義歯の圧痕通りの外型線にする，上顎口蓋面の厚さには気をつけるなどなど．さまざまなことを考慮して作りました．こうして苦労して作った新義歯を口の中に入れようとすると強い拒否がありましたが，口の中に入れてしまうと，最初は顔をしかめながら舌でペチャペチャ義歯をなめ回した後，突然ほおづえをついて目を閉じてしまったのです．本当は義歯内面の適合をみたり，咬合調整をしたかったのですが，その姿勢のまま口を開けてくれなくなってしまいました．そこで看護師さんと相談してこのまま様子をみてもらうこととしました．

　翌日，3日後と義歯の調整で受診してもらいましたが，施設では義歯をはずしたがらないので入れっぱなしでした．しかし診療室では指示に従って口を開け，話に対してもうなずきながら反応し，義歯の着脱もさせてくれました．そして，不隠，感情失禁，徘徊，暴力などの症状は，義歯装着前1週間のようなひどい状況ではなくなり，気分の変動によって多少はあるようですが，ほぼもとの平穏な状況に戻ったとのことでした．

　口の中は髪の毛1本あっても不快に感じる鋭敏な器官です．髪の毛1本どころか，いつも口の中にある義歯のような大きなものがなくなってしまったら，こんな症状がでてもおかしくないのかもしれませんね．

(医療法人渓仁会札幌西円山病院　**藤本 篤士**)

Chapter 4
義歯に関するQ&A

- **Q1** 義歯の取りはずしはどうしたらいいですか？
- **Q2** 義歯洗浄剤はどのくらいの頻度で使いますか？
- **Q3** 義歯安定剤は使用してもいいですか？
- **Q4** 義歯を入れたままにしてはダメですか？
- **Q5** 義歯にカビのような黒いものが付着しています．どうしたらいいですか？
- **Q6** 口腔が乾燥して義歯を入れると痛がります．どうしたらいいですか？
- **Q7** 義歯と自分の歯では味覚や咀嚼機能にどのくらい違いがありますか？
- **Q8** 義歯を装着しないことで口腔内にどのような変化がありますか？
- **Q9** 義歯の装着を嫌がる認知症の患者さんにどう対応したらいいですか？
- **Q10** 認知症の患者さんに義歯の洗浄方法を教えてもやってくれません．どうしたらいいですか？
- **Q11** 絶食の患者さんや，ペースト食やミキサー食を食べている患者さんに義歯は必要ですか？
- **Q12** 義歯は何年ぐらい使えますか？長く使うためには，どうしたらいいですか？
- **Q13** がんの治療中の患者さんに義歯を装着してもいいですか？
- **Q14** 急性期の病院では義歯をはずしていることが多いと聞きますがどうしてですか？
- **Q15** 認知症の患者さんが義歯洗浄剤の水を飲んでしまいました．大丈夫ですか？
- **Q16** 義歯やその他補綴物の誤飲・誤嚥の予防法はありますか？また，誤飲・誤嚥した際の対処法は？
- **Q17** 義歯に名前を入れてもらいたいのですが，どうしたらいいですか？

Q1 義歯の取りはずしはどうしたらいいですか？

Question 1

高齢になると手指の巧緻性が低下したり，麻痺や運動制限などのために，特にクラスプ（金具）のある部分床義歯の取りはずしが難しくなることがあります．また，認知症の患者さんの場合は拒否が強くて義歯をはずすことができず，口腔内が汚染されて口臭がひどいことなどがあります．
スムーズに義歯の着脱をするためのポイントをまとめてみましょう．

A

● 義歯は上下顎どちらから入れますか？

　基本的に上下顎ともにしっかりと安定して脱落しなければ，普段はどちらを先に装着しているかを確認してから装着します．また，例えば上顎の義歯がゆるい場合などは，安定している下顎の義歯を先に入れてから上顎を入れます．上顎が総義歯，下顎が部分床義歯の場合には，クラスプでしっかり固定される下顎を先に装着します．認知症の患者さんの場合には，「いつもと同じように」装着することがとても大切で，複数で介護する場合などは，どうすれば着脱がスムーズなのかを申し送りすることが必要です．このように患者さんの状況や義歯の状態に合わせて，臨機応変に対応することが大切です．

● 義歯を装着するには？

　義歯をスムーズに入れるには，まず義歯を水やぬるま湯で濡らしておきます．高齢者は唾液の分泌量が減り口腔乾燥を訴えたり，粘膜が傷つきやすくなっていたりすることが多いので，濡らすことで粘膜に対する刺激を和らげ，また義歯床の吸着を助けます．またクラスプを口角や粘膜に引っかけたり，頬粘膜や口唇・舌を挟み込まないように注意して装着します（図1～4）．

　上顎総義歯を装着するときには，上顎義歯の真ん中あたりを人差し指で支えて親指を前歯部に当ててもちます．そして口角を少し横に広げるようにして，義歯を横にして口の中に1/3～1/2くらい入れ，回転させながら口の中に入れます．そして上顎に軽く押し上げて吸着させます（図5）．

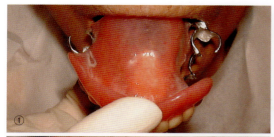
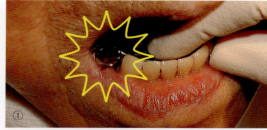
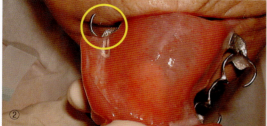
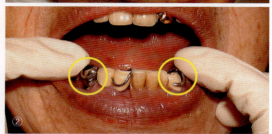
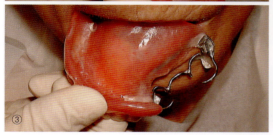
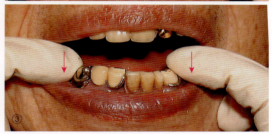

図1 このような義歯（①）を入れるときは，クラスプの先端が口唇にささる危険がある（②）ので，クラスプのあるほうを先に口の中に入れると安全（③）．

図2 左右にクラスプがある義歯を片手で入れようとすると，クラスプと鉤歯の間に口唇や頰粘膜を挟んでしまう（①）．かならず両手で義歯を口の中に入れ，鉤歯とクラスプの位置を合わせ（②），左右均等に義歯がはまるように，クラスプのレスト部分を静かに押して装着する（③）．こうしなければ，クラスプがゆるみやすくなってしまう．

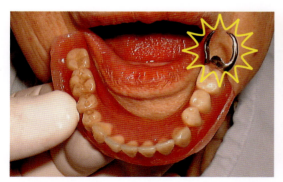
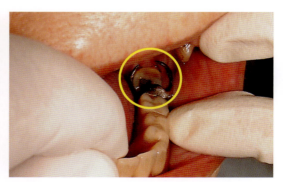

図3 最後臼歯にクラスプがかかっている義歯は，口角にクラスプを引っかけないように気をつけること．

図4 鉤歯とクラスプの間に頰粘膜を挟んでしまわないように指を奥まで入れて頰粘膜を圧排しつつ装着．

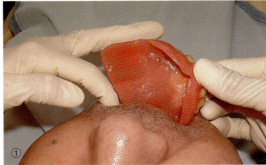
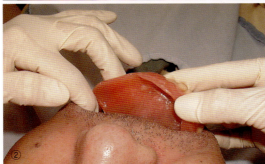
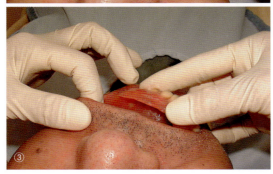

図5 上顎総義歯を入れるときは，口角を横に広げて（①），義歯を横にして回転させながら（②）口の中に入れる（③）．

下顎総義歯は，前歯部をもって，上顎義歯と同じように装着します（図6）．

部分床義歯を入れるときは，総義歯と同じように口腔内に入れ，クラスプが正しい鉤歯の位置にあることを確認してから，左右均等にはまるように装着します（図2）．

義歯を歯でかんで装着することは，変形や破折，クラスプがゆるみやすくなるなどの原因になるので，正しい装着法を指導します．

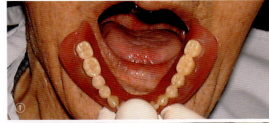
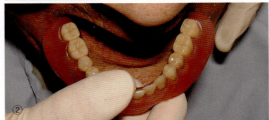
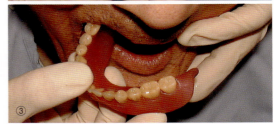
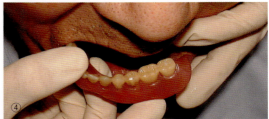
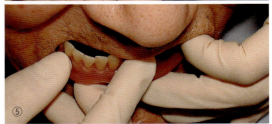
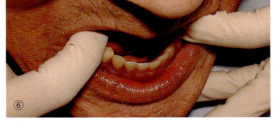

図6 下顎総義歯も上顎同様，口角を横に広げ（①〜②），義歯を横にして回転させながら（③〜④）口の中に入れる（⑤〜⑥）．

義歯をはずすには？

総義歯の上顎義歯の場合は，患者さんに軽く口を開けてもらい，義歯の前歯部を親指と人差し指で挟むようにしっかりともち，軽く前歯を前方に傾けるようにすると（図7），義歯の後方から空気が入りパカッとはずれて，楽に義歯をはずすことができます．次に義歯を口の中で，ゆっくりと横に90度位回転させながら取りはずします．下顎の総義歯は辺縁に指先をあてて引き上げたり，前歯部をもってもち上げると簡単にはずせます．

部分床義歯の場合は，上顎なら人差し指の爪をクラスプにかけ，親指の指頭をその歯の咬合面に置いて，クラスプを着脱方向に押し下げます（図8）．下顎なら親指の爪をクラスプにかけて，人差し指の指頭を咬合面に置いて，クラスプを押し上げます（図9）．この時義歯が左右どちらも均等にもち上がるように力を加減しなければ，クラスプがゆるみやすくなったり，歯肉に傷が付いたりすることもあります．口の中ではずれたら，クラスプを口角や粘膜に引っかけないように，注意しながら義歯を口腔外に出します．

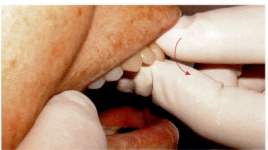

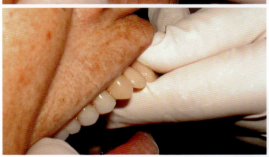

図7 吸着のよい上顎の総義歯の場合，前歯部をもって義歯の後方を下げるように前方に微妙に揺らしながら回転させると義歯の後方から簡単にはずれる．

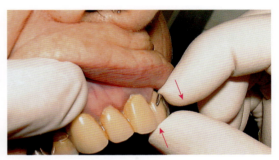

図8 部分床義歯をはずすときは，人差し指の爪をクラスプにかけ，親指の指頭を咬合面に置いて歯にかかるストレスをやわらげながら押し下げる．

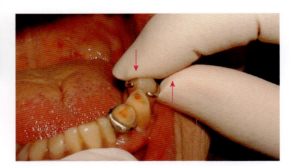

図9 臼歯部では，人差し指の爪をクラスプにかけ，親指の指頭を臼歯部咬合面や前歯部切端に置いてはずす．

回答者

医療法人渓仁会札幌西円山病院
藤本篤士（歯科医師）

Q2 義歯洗浄剤はどのくらいの頻度で使いますか？

Question 2

歯ブラシなどの機械的清掃を行い，目にみえない汚れや細菌などを除去するために義歯洗浄剤を毎日使い，清潔な状態を保ちましょう．

A

◻ 義歯洗浄剤の必要性を考えてみましょう

義歯はオーダーメイドで一人ひとりの口腔内に合わせて作られているので，凹凸も多くクラスプやアタッチメントが組み込まれていることもあり，複雑な構造になっています．

また，義歯は時間の経過とともに劣化し，レジン材料表面やレジンと金属の接合部，凹みなどに微少なひび割れなどを起こします．ここに汚れがたまると，さらに劣化が進行します．劣化部分は細菌繁殖の温床となるので，義歯を長く清潔に使用するためには，毎日の清掃を欠かすことができません．

義歯使用者だけでなく，病院・施設・在宅などの現場に携わる関連職にも義歯洗浄剤の使い方を理解していただき，清潔な義歯で生活することをささえていきましょう．

◻ 義歯洗浄剤を毎日使うことの効果

① 細菌やカンジダの増殖を防ぎます

加齢・病気・薬の副作用・口腔機能低下などにより唾液の分泌量や自浄作用が低下します．そのため口腔内は汚れやすく，義歯にも細菌が付着しやすくなります．また，体力や抵抗力が弱くなるとカンジダ菌が増殖し，カンジダ症を発症，疼痛や口腔の不快感，出血などの原因となります．

② 現在歯のう蝕や歯周病を予防します

ご自分の歯が残っている場合，義歯のプラークがう蝕や歯周病の原因になります．特にクラスプ周辺にプラークが残りやすいため現在歯やその周辺の歯肉に影響があります．

③ 義歯の汚れによる粘膜炎や口内炎を予防します

義歯の口腔粘膜接触面にプラークが残っていると粘膜の炎症の原因となります．義歯は粘膜にぴったり合う複雑な形に作られているためブ

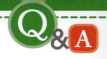

表 義歯洗浄剤使用時の注意点

- 水かぬるま湯で使用する．熱湯を使用すると義歯が変色・変形する．
- 大まかな汚れをブラシなどで落としてから使用する．
- 義歯全体を洗浄液に浸す．義歯が洗浄液から出ているとその部分は洗浄できない．
- 義歯洗浄剤は個々に使用する．複数の義歯をまとめて洗浄してはいけない．
- 洗浄時間は5分以上．浸漬後にブラシなどで洗うと効果的である．
- 洗浄液は毎日替える．洗浄液自体に細菌が増え不潔になる．
- 漂白剤などは使用しない．義歯が変色したり変質したりする．
- 保管に注意する．間違えて食べたり，洗浄液を飲んだりしないよう注意する．

ラシが届きにくい部分もあります．

④ 義歯の着色や歯石の付着を予防します

義歯も飲食物により着色し，プラークを落とさないままにしておくと歯石のように硬くなります．このように固着してしまうと機械で削り除かなければなりません．

⑤ 口臭を防ぎます

義歯についている細菌は臭いの原因となります．口腔内の清掃だけではなく義歯を清潔に保つことで口臭を防ぐことができます．

義歯洗浄剤の使い方の注意

義歯洗浄剤にはフォーム状洗浄剤と浸け置き洗浄剤があります．フォーム状の洗浄剤は義歯をブラシで清掃するときに使うものですが，浸け置きタイプの洗浄剤は義歯を一定時間浸しておく必要があります．**表**の注意点に留意して使用しましょう（商品によって違いがあります．添付文章をよく読みましょう）[参照➡ **Chapter2-2**]．

義歯は個々に洗浄しましょう

病院や施設では義歯洗浄剤など口腔ケアグッズは本人・家族が購入して使用している場合が多いですが，ADLや認知機能が低下してご自分で管理するのが難しくなった場合，施設スタッフなどが管理していることもあります．義歯の紛失や清掃のために管理が必要となりますが，口腔内の細菌叢には個々の特徴があり，滅菌することはできないので，お皿を洗うように多くの義歯を同じ容器に入れ洗浄するという方法は避けましょう．感染のリスクもあり，義歯の破損や取り違えの原因にもなります．義歯は各々の容器に入れ，一つひとつ洗浄しましょう．

回答者

日本歯科衛生士会
久保山裕子（歯科衛生士）

義歯を中性洗剤で清掃していいの？

インターネットで「義歯　中性洗剤」で検索すると，さまざまなサイトで中性洗剤を用いた義歯の清掃法が記載されています．日本老年歯科医学会 ガイドライン・社会保険委員会が2013年に発表した「診療室における義歯洗浄と歯科衛生士による義歯管理指導の指針（案）」では，"歯科衛生士による義歯管理指導の手順"のなかに「義歯の洗浄の際には，通常の歯磨剤は摩耗のリスクがあるために，義歯専用の歯磨剤または，中性洗剤を使用する」と学会も認めているかのような記載がありますが，中性洗剤による義歯洗浄に関する効果や安全性などについての報告は見当たりません．

一方，中性洗剤の用途については「義歯洗浄」の記載は一切なく，日本石鹸洗剤工業会の見解としても，義歯洗浄に中性洗剤を使用することが安全であるという根拠はないとのことでした．しかし，中性洗剤の一部の商品については，用途欄に「野菜・果物」の記載があります．これらの商品は，食品衛生法の規定で，「ヒ素や重金属，メタノールなどを含まないこと」，「pH6.0～8.0の中性であること」，「酵素や漂白剤を含まないこと」などの条件をクリアしており，「洗浄剤溶液に5分以上浸け置いてはならない」「流水ならば30秒以上すすぐこと」「溜め水ならば，2回以上水をかえてすすぐこと」などの使用法を守れば，「野菜・果物」の洗浄に使用することができるようです．食べるものを洗えるなら義歯も大丈夫だろうと考えてしまいがちですが，本当にそうでしょうか？

義歯は単なる汚れだけではなく，細菌・カビ（真菌）がたくさん存在し，口腔内で長時間使用します．「汚れ」という視点からは中性洗剤は許容できるものなのかもしれませんが，やはり「機械的清掃」→「化学的洗浄」→「機械的清掃」により，汚れと同時に細菌・カビなどを全て除去して，真に清潔な義歯を使うことが大切なのです．

（医療法人渓仁会札幌西円山病院　　藤本 篤士）
（長崎大学大学院 医歯薬学総合研究科 歯科補綴学分野　村田 比呂司）

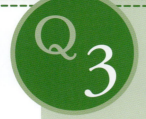

義歯安定剤は使用してもいいですか？

Question 3

適切な使用方法を指導し，正しく理解していただいたうえで，使用してもよいと考えます．

◻ 義歯安定剤とは

　義歯安定剤は維持，安定の不良な義歯の機能改善を目的として患者自身によって用いられる市販材料で，多種多様な製品が薬局・薬店で市販されています．本剤は義歯床を義歯床下粘膜に固定する方法により，義歯粘着剤とホームリライナーに大別されます（図1）．

◻ どのようなときに適応されるか

　義歯安定剤は術者の技術が未熟であるために患者が個人の判断で使用するとの見解が，これまでは大多数を占めていました．しかしながら，最近では，歯科医師および歯科衛生士の適切な指導のもと，適切な症例に正しく使用すれば，義歯安定剤は義歯の管理に有効であるという研究が多数報告されるようになりました（図2）[1]．義歯安定剤の有用性についてはさらなる

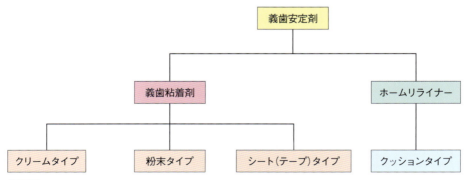

図1　義歯安定剤の分類
義歯粘着剤は剤型により，クリームタイプ，粉末タイプ，シート（テープ）タイプに分類され，ホームリライナーはクッションタイプが該当します．

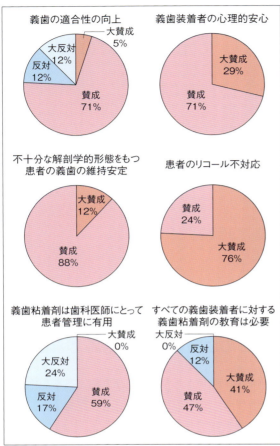

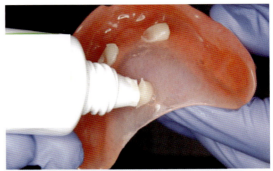

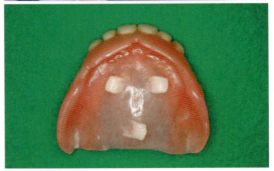

図2 アメリカの補綴歯科専門医の義歯安定剤（義歯粘着剤）に対する考え方（文献1のデータより作図）
義歯粘着剤についてのコンセンサスを得ることを目的とした調査で，Delphi Technique という方法で行われました．

図3 クリームタイプ義歯安定剤の使い方
全部床義歯の場合，小豆3粒程度を義歯床粘膜面に塗布し，水で口腔内をすすぎ，義歯を咬合させる．薄く広がる程度の量でほとんどの場合十分である．

エビデンスが必要となりますが，現時点での日本補綴歯科学会の見解[2]は以下の通りです．すなわち，「義歯安定剤は，大別してホームリライナーと義歯粘着剤とに分類できる．ホームリライナーは維持力の向上は認められても，むしろ為害作用が大きい場合のほうが多く，推奨できない．義歯粘着剤に関しては，一定の条件下での使用であれば容認できる．その条件とは，歯科医師の管理下で実施すべきであり，義歯の新規製作を前提とした，現有義歯の修理（粘膜調整，床裏装，改床など）時における短期間の使用に限るべきである．」と提示しています．

義歯安定剤の特性を知る

クリームタイプや粉末タイプの義歯安定剤（義歯粘着剤）は，唾液を吸収して粘着性を発揮するもので，流動性が高く，義歯床に薄く均一に広がるため，咬合高径の変化や咬合のずれが生じにくい性質を有しています（図3，4）．そのため以下①〜③のような症例に，使用方法などを適切に指導したうえですすめてもよいと考えます．

① 新義歯完成までの期間，義歯床下粘膜との適合性や維持力が低下した現有義歯の維持，安定

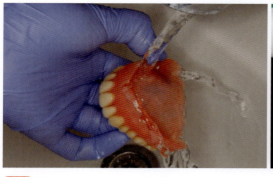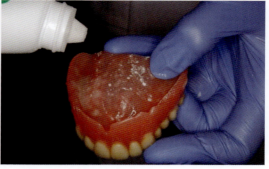

図4 粉末タイプ義歯安定剤の使い方
まず義歯を水で洗い，水分を付着させた後，適量の義歯床粘膜面にふりかける．余分にふりかけた場合は，義歯を軽く叩いてふり落とす．次いで義歯を咬合させる．

性を向上させるため．
② 加齢や服用薬などが原因で唾液の分泌量が減少し，適合が良好な義歯を装着していても，維持，安定が不良になり，痛みを生じる症例が存在します．このような患者に対して唾液の粘度を上昇させ，あるいはその不足を補うことにより，維持，安定性を向上させるため．
③ 適合が良好な義歯を装着していても，維持力をさらに向上させることにより精神的な安心感を得るため．また本剤の層により咀嚼力の口腔粘膜への刺激を軽減させるため．

　一方，クッションタイプの義歯安定剤（ホームリライナー）は義歯床と顎堤粘膜との間隙を埋めて固定するもので，粘度が高いため，義歯床に均質に広がりにくく，不適切な咬合関係や義歯床と床下粘膜間の不適合を引き起こす可能性があります．また，本剤に多く含有されるエチルアルコールは口腔内へ溶出するため，比較的早い時期に材料が硬くなる傾向があります．そのため現時点ではクッションタイプの推奨は難しいでしょう．粘膜と義歯の間隙を埋める目的には，リライン材やティッシュコンディショナーなどの歯科材料があります．

正しい知識と情報をもつ

　もっとも重要なことは義歯安定剤を使用し続けることで，歯科医院への受診を怠り，不適合義歯に対する適切な処置が放置されないようにしなければなりません．まず歯科衛生士や歯科医師が正しい知識や情報をもち，患者や場合によってはその介護者などに義歯安定剤の正しい使い方を啓発することが重要です．

● 参考文献
1) Slaughter, A., Katz, R. V., Grasso, J. E.：Professional attitudes toward denture adhesives：A Delphi Technique survey of academic prosthodontists. J. Prosthet. Dent., 82：80〜89, 1999.
2) 古屋良一，曾田雅啓，嶋倉道郎，田中伐平，森　隆司，田中久敏：義歯安定剤（材）に関する現状分析と見解．補綴誌，44：565〜569, 2000.

回答者
長崎大学大学院　医歯薬学総合研究科歯科補綴学分野
村田比呂司（歯科医師）
廣沢　恵介（歯科医師）
森　　智康（歯科医師）

Q4 義歯を入れたままにしてはダメですか？

Question 4

基本的には，1日1回は義歯をはずす時間をつくりましょう．

A

◻ いつはずせばいいですか？

　義歯を装着していると，覆われている粘膜に圧迫，引っ張りなどの負荷がかかっています．また唾液による自浄作用が低下していると，新陳代謝により脱落した粘膜細胞が，義歯と粘膜の間に停滞し，口腔常在菌の過剰な繁殖原因にもなります．

　唾液分泌量が減り，自浄作用がさらに低下する就寝時（図1）に義歯をはずすことをすすめるのが一般的です．はずしている時間に義歯洗浄剤で浸け置き洗いもでき，負荷がかかっていた粘膜を休めることができます．

　義歯を装着したままの口腔内は清掃不良になりやすく，粘膜や歯肉の炎症，う蝕や歯周病が進行しやすくなります．清掃されている義歯でも，細菌や真菌は付着しています．また，要介護者の義歯は，清掃不十分なことが多く（図2～3），特にカンジダ菌など強固な細菌が，乾いた口腔内や義歯の内面で増殖します．

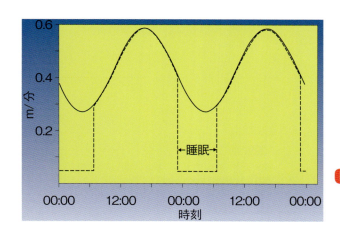

図1 安静時の唾液の分泌速度と日内変動
(Dawes, 1972. より)
唾液分泌量は1日のうちでも変動し，就寝中は減少する．

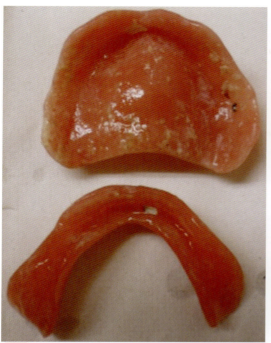

図2 いつも使用者自身で清掃をしている義歯
夜も義歯を入れたまま就寝している．義歯の内面は清掃不十分．

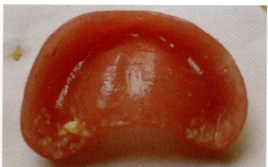

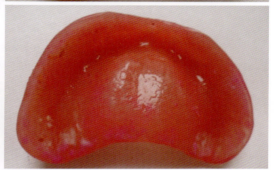

図3 右麻痺がある男性の義歯
清掃は，左手で義歯をこするだけか，コップのなかで歯ブラシで軽くこすっているだけである．義歯を染め出すと，内面が赤く染まる．

◉ こんな場合は義歯を入れたままにしておきます

① 歯ぎしりや食いしばりで現在歯に過剰な負担がかかる．
② 動揺歯がある．
③ すれ違い咬合で現在歯によって，対合する口唇や顎堤を傷つけてしまう（図4）．
④ 顎関節症などで，顎関節に過剰な負担が加わる．
⑤ 審美的な面からの配慮．
⑥ 非常時（地震など）への対応．

◉ 入れたままの場合，気をつけて欲しいこと

夜間の義歯装着は，現在歯のう蝕や歯肉の炎症を進行させる原因になります．また，口腔内の細菌数による，肺炎にも関与します．

また，鉤歯は特に注意が必要です（図5）．鉤歯は義歯の取りはずしによる負担や，う蝕の進行で根元で折れたり，歯周病で抜けることもあります．

適合のよくない義歯を装着したままで就寝すると，誤って飲み込んでしまうことが心配されます．大きな義歯だからと安心はできません．眠っている間に，何が起こるかわからないので，どんな義歯がどのような状態で入っている

Q4 義歯を入れたままにしてはダメですか？

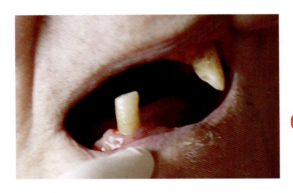

図4 現在歯による影響
上下とも部分義歯をもっているが，鉤歯が動揺しているため，下顎は義歯を使用していない．特に下顎の現在歯で上口唇を傷つけやすく，上顎だけでも義歯を使うように本人と家族に説明した．

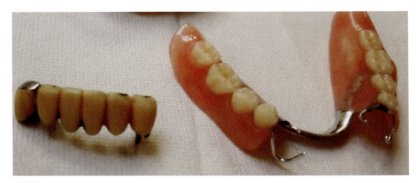

図5 大きなブリッジにクラスプがかかっており，脱離してしまったブリッジ
クラスプ部分や鉤歯の歯頸部に磨き残しがあり，鉤歯が抜けるケースは多い．

か注意が必要になります．

以上のことから，装着したままにする場合は，清潔な義歯と口腔内であることと，義歯の適合がよい状態であることが求められます．

● 参考文献

1) 日本補綴歯科学会：有床義歯補綴診療のガイドライン 2009 改訂版．http://www.hotetsu.com/s/doc/plate_denture_guideline.pdf

2) Michael Edgar, Colin Dawes, Denis O Mullane 編著，渡部茂 監訳：唾液 原著第4版．医歯薬出版，2014．

回答者
米原市地域包括医療福祉センターふくしあ
石黒幸枝（歯科衛生士）

Q5 義歯にカビのような黒いものが付着しています．どうしたらいいですか？

義歯の着色について，疑問に思っている患者さんは多いのではないでしょうか．除去しようにも困難であり，受診すべきか迷っている患者さんの話を聞くことも少なくないという現状があります．患者さんのなかには，治療とは異なるという認識もあり，相談する相手に難儀する様子も見られます．

着色の原因

義歯床や人工歯に使用されているレジン材料は，吸水膨張や乾燥収縮を繰り返したり，咬合力などの力が加わることにより経年的に表面が劣化して小さなヒビなどが生じます．このヒビのなかに着色性食品成分が入り込んだり，細菌や真菌が増殖することによって，容易に除去できない強固な汚れや着色の原因となります．

義歯による着色については，①食品によるもの，②常在菌によるもの，③薬剤によるもの，この3つが大きな原因であることが多いです．

食品による着色

着色しやすい食品は，着色性食品によるものが一般的です．いわゆる食器などに付着する「茶渋」などが，例としてあげられます．タバコのヤニなども歯面への着色と同様に，代表的な着色因子になります（図1）．

常在菌による着色

常在菌由来の着色においては，義歯の清掃が不十分な場合にみられることが多いです．機械的清掃が不十分な場合には，デンチャープラークも付着し，長期にわたり放置すると石灰化が進行し，歯石となって沈着します．カンジダ菌はレジン内部まで菌糸を伸ばす性質があり，着色の原因となるだけでなく，炎症の原因にもなることがあります．これらの着色は，粘膜にも影響を及ぼすので注意が必要となります（図2，表1）．

薬剤による着色（図3）

薬剤由来の着色には鉄剤の服用や，パーキンソン病治療薬の服用（レボドパ製剤と酸化マグ

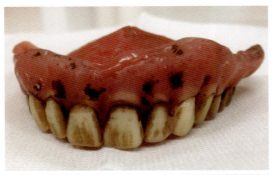

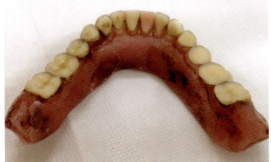

図2 長期にわたり水を張った容器のなかに保管されていた部分床義歯

機械的清掃が不十分で保管されていたため、義歯内面に付着した強固な汚染、カンジダ菌の付着がみられる．

図1 着色物が付着した上下顎全部床義歯

表1 口腔カンジダ症発症要因

口腔カンジダ症発症要因	対象
年齢，生理的要因	高齢者，新生児，妊婦
局所的要因	不適合義歯，義歯洗浄剤の不使用，唾液分泌減少（薬剤の副作用など）
全身的要因	・ステロイド製剤（喘息患者などへの吸入薬など），抗菌薬，免疫抑制剤などの投与，悪性腫瘍による放射線療法，化学療法 ・糖尿病，白血病，HIV感染など ・精神的，身体的ストレス，抑うつなど

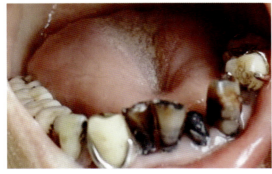
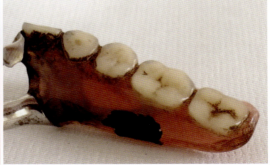

図3 鉄剤，パーキンソン病治療薬の服用による歯，義歯の着色

ネシウムの併用）で一過性の着色がみられるといわれています．鉄剤においては，プラークに鉄イオンとタンニン酸などが結合すると，黒色や茶褐色の着色が起こるといわれています．

　パーキンソン病治療薬については，その効果を高めるために多剤併用することも多く，レボドパ製剤（マドパー，メネシットなど）と酸化マグネシウム製剤（マグミット，重質酸化マグネシウムなど）を水で溶かし混合すると，黒色に変化することが知られており，口腔内でも着色がみられます．

着色の対策

　これら着色物の除去方法においては，① 毎日の機械的清掃，義歯洗浄剤による洗浄（ホームケア），② 歯科専門職による清掃，研磨（プロフェッショナルケア）など，があげられます．

日常の清掃

　義歯に付着した着色や汚れは，必ずブラシなどでの機械的清掃を行いましょう．清掃が困難な場合は自助具や介助による清掃を行います．義歯を触り，「ぬめり」がなくなるまで丁寧に清掃します．レジン内部に入り込んだブラシで除去できない汚れは義歯洗浄剤で殺菌します．洗浄後も機械的清掃を行い，洗浄剤や死滅した菌が義歯に再付着しないよう注意を払いましょう．また義歯床内面，支持・維持装置の多くは粘膜面に位置しており，口腔粘膜炎の原因となるので細部まで丁寧に清掃してください．

歯科専門職による清掃

　ホームケアでも除去困難な着色，汚染は歯科専門職によるプロフェッショナルケアを依頼します．亀裂がある，クラスプとレジン床との隙間に着色がある場合などは破損の危険もあるので歯科専門職による処置が必要となります．また，義歯破損防止のためにも部分床義歯装着の際には，必ず両手を使い，無理に片方から装着したりしないように留意します[参照➡ **Chapter 4-Q1**]．

　現在歯と同じく，義歯も歯科医院での定期的なメインテナンスが必要です．義歯を装着する高齢者はとかく清掃も困難さを増していきます．気づきの視点を忘れずに接してください．

● 参考文献

1) 新井克明ほか：相互作用に問題のあるとき．簡易懸濁法の工夫事例：第二版簡易懸濁法Q＆A（倉田なおみ監修）．じほう，東京，69-71．2009．
2) Allison, R. T., Douglas, W. H. Micro-colonization of the denture-fitting surface by Candida albicans. J Dent 1973；1：198-201．
3) 阪口英夫：高齢者における口腔カンジダ症の特徴とその予防．Oral Diagnostics Approach No. 1, April 2012．
4) 岸本裕充：口腔カンジダ症への対処法は？．5大疾病の口腔ケア，藤本篤士他 編．医歯薬出版，東京，52-53 2013．
5) Marchini L, Tamashiro E, Nascimento DF, Cunha VP. Self-reported denture hygiene of a sample of edentulous attendees at a Univercity dental clinic and the relationship to the condition of the oral tissues. Gerodontology 2004；21（4）：226-228．

回答者
社会医療法人社団熊本丸田会 熊本リハビリテーション病院
白石　愛（歯科衛生士）

Q6 口腔が乾燥して義歯を入れると痛がります．どうしたらいいですか？

Question 6

痛がる原因を確認し，対策を考えましょう．口腔の乾燥が原因の場合には，対症療法として口腔保湿剤や粘膜清掃（小唾液腺刺激）が有効です．

◯ 痛がる原因を確認しましょう

義歯を使用し食事をする方にとってその痛みは非常につらいものです．特に認知症高齢者の場合は義歯や食事の拒否につながりかねません．原因を確認し早期に対応しましょう．

乾燥している口腔内は唾液が少ないため，頬粘膜や舌にみずみずしさや艶がなく，歯ブラシや口腔内に入れた指の滑りが悪く頬粘膜にくっつくような場合は乾燥していると判断できます．

◯ 乾燥の原因を考えましょう

「口腔が乾燥」しているおもな原因は，口腔内の保湿力（おもに蒸発）や唾液分泌量の低下です．保湿力低下の原因としては，開口（咀嚼筋筋力の低下，誤姿勢，顎関節脱臼），口呼吸（鼻疾患，鼻づまり），発熱，アルコール成分を含む洗口液の使用，居室の湿度などです．唾液分泌量低下であれば，脱水，電解質の異常，循環不全，糖尿病，口腔機能の廃用，唾石，放射線治療，薬の副作用，ストレスなどが考えられます．

◯ 対策を考えましょう

開口の場合は姿勢の改善や，口腔機能を回復させるリハビリ介入，濡れマスク．鼻垢が原因で口呼吸を招いている場合は鼻腔ケアが有効です．居室環境ではエアコンの風向き，加湿器の設置なども検討してください．

発熱が引き起こす口腔乾燥は熱の緩和とともに，脱水は水分コントロール，放射線治療は治療が終われば病状の改善によって唾液量も改善されます．乾燥が強い間は対症療法として口腔保湿剤の使用を検討します．慢性疾患により乾燥が軽減されない場合も同様です．

唾液は三大唾液腺の耳下腺，顎下腺，舌下腺や口腔粘膜上皮下の小唾液腺から排出されます．口腔機能の廃用が原因の場合は，口腔機能訓練，口腔マッサージ，唾液腺マッサージなどの専門的介入を行いましょう（図1）．

薬の副作用に「口渇」と記載してあるものは

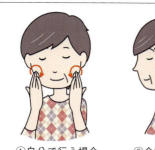

図1 唾液腺（耳下腺）マッサージ
耳下腺：耳の前あたりをやさしく押したり撫でたりする．

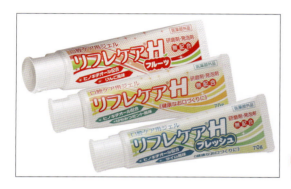

図2 リフレケア®H（イーエヌ大塚製薬）
抗菌作用があり保湿時間が長く口腔内でのべたつきは低い．

600種類ほどあるといわれています．可能であれば薬の整理・調整を依頼します．もしかすると「義歯が痛い」原因は口肉炎や褥瘡，義歯不適合など，乾燥以外の要因があるかもしれません．歯科受診も念頭に置いておきましょう．

このように口腔乾燥は原因と対策を考えて，普段から歯科医師や看護師，医師，薬剤師など多職種と情報交換をし，段階に応じたケア計画を立てておき，新たな問題が起きた際，スムーズに介入できるようにしておくことが大切です．

■ 対症療法としての口腔保湿剤と粘膜清掃（小唾液腺刺激）について

① 口腔保湿剤

口腔保湿剤は乾燥による症状を即効的に緩和するのに有効です．流動性，停滞時間，無臭のものからフレーバー付きのものまでさまざまです．使用する際は口腔内を清潔にし口腔粘膜や義歯内面へ薄く塗布します．使用する保湿剤の保湿効果時間や使用者の口腔乾燥の程度を考慮して1日数回塗布します．保湿剤を重ね塗りすると細菌が増殖し，口臭などの原因となります．必ず軟らかい歯ブラシや粘膜清掃用スポンジなどできれいに拭き取ってから再塗布するようにしましょう（図2，3）．

ご本人や介助者への使用方法の説明は必ず行ってください．

② 粘膜清掃（小唾液腺刺激）

小唾液腺は口唇，頰粘膜，口蓋など粘膜に広く分布しています．小唾液腺刺激を意識した粘膜清掃は本来の潤った粘膜を取り戻すのに有効です．清掃には，ブラシの毛が軟らかく適度なコシがあり密度が高い歯ブラシが効果的ですが，なければ粘膜清掃用スポンジでも構いません．口腔内をよく水で湿らせて濡らしたブラシやスポンジで清掃します（図4～6）．

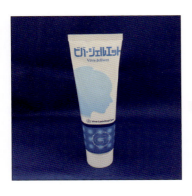

図3 ビバ・ジェルエット（東京技研）
流動性があり，よく伸びて無臭．安価．

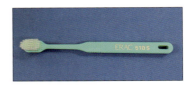

図4 エラック510（口腔粘膜ケア用ブラシ／ライオン歯科材）
高密度の軟らかい毛．

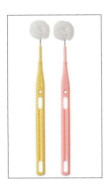

図5 モアブラシ（オーラルケア）
綿毛のようなソフトな感触の素材．

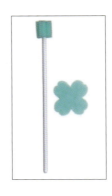

図6 Ciスポンジブラシクローバー（歯愛メディカル）
ディスポーザブルでスポンジタイプの粘膜清掃用品．

おわりに

口腔保湿剤は口腔乾燥により苦痛を感じる方には即効性がありますが，唾液に勝るものはありません．原因療法と対処療法を並行して行う一方で，ご本人や介護者にもよくかんで食べることや，歌う，話すなどを積極的に行うことの重要性を説明しましょう．

参考資料

1) 藤本篤士ほか編著：5大疾病の口腔ケア．医歯薬出版，東京，2013．
2) 日本老年歯科医学会　編：老年歯科医学用語辞典 第2版．医歯薬出版，東京，2016．
3) 渡辺裕：口腔ケアをもっと効果的に行うための3つの視点　視点3　薬だけじゃない，乾燥の原因別の対策で，口腔乾燥をもっと防ぐ！．月刊ナーシング，34（8）：68～74，2014．
4) 吉田志麻：口腔ケアをもっと効果的に行うための3つの視点　視点1　日々のプラークコントロールには口腔内アセスメントの極意がつまっている！．月刊ナーシング，34（8）：52～53，2014．
5) 寺田加代ほか：入院患者に対するオーラルマネジメント．財団法人8020推進財団，東京，2008．

回答者
どうみょうじ高殿苑
北川まさ美（歯科衛生士）

Q7 義歯と自分の歯では味覚や咀嚼機能にどのくらい違いがありますか？

Question 7

A 咬合力が低下すると，高い咬合力を必要とする食物を味わうことは困難になります．また，義歯床によって粘膜を覆うことで，触覚や温度感覚が生じにくくなり，食感も変化します．

● 適切な説明

患者さんが自分の歯を失った場合，その部分にブリッジや義歯を入れ，咀嚼機能を回復する必要があります．ブリッジや義歯という治療を経験したことがない患者さんにとっては，初めて受けるその治療で，どのような変化があるのか想像することはできません．それゆえ，患者さんが治療法を選択するうえで，歯科医療従事者からのわかりやすい説明が必要となります．

● 咬合力の変化

天然歯は歯根膜によって歯槽骨に植立しており，咬合することによって垂直的な力がかかった場合，歯根膜線維が全周にわたって引っ張られるかたちとなって咬合力を受け止めます．この構造により，例えば，第一大臼歯には100キロ以上の力がかかっても損傷を受けることはありません．一方これが欠損してブリッジになると3ユニット（欠損前後の歯を支台とする）のブリッジの場合，本来3本の歯の歯根膜で受けていた力を2本の歯の歯根膜で受けることになり，最大咬合力は低下します．これが義歯になると，鉤歯の歯根膜だけでなく欠損の部分は義歯床が歯肉の部分を押すかたちで咬合力を受け止める粘膜負担となります．天然歯を100とした場合，ブリッジの場合には約40，中間欠損の義歯の場合には約40の咬合力となります[1]．

咬合力が低下すれば，それによって高い咬合力を必要とする食物は十分に味わうことが困難になります．このような意味では，咬合力が低下することはものが咀嚼しにくくなるだけでなく，広義の味覚にも影響を与えるともいえます．

● 味覚の変化

義歯床によって粘膜が覆われることで，味覚を構成する要素である粘膜に食物が当たることによって生じる触覚，食物の温度によって生じる温度感覚が生じにくくなります．その結果，舌で感じる味は同じでも，食事をしたときに感

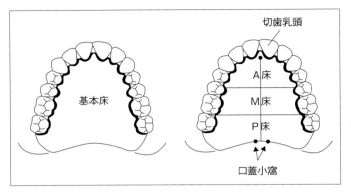

図1 実験床の4種類の形態
基本床は硬口蓋全体を，A床は硬口蓋前方1/3を，M床は硬口蓋中央1/3を，P床は硬口蓋後方1/3をそれぞれ被覆している．

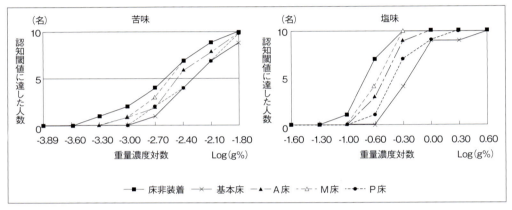

図2 苦味と塩味の各濃度における認知閾値に達した人数（n＝10）

じる食感は変化します．

　舌で感じる苦味，塩味についても，口蓋を義歯床で覆った場合，その閾値が変化します[1,2]（図1，2）．また，加齢とともに甘味や塩味などの閾値が上昇する報告もあるので，高齢者の味つけには配慮が必要です．

予防が大切

　天然歯を失った場合でも，ブリッジや義歯を装着することで歯を失う前のように再び食事をすることは可能となりますが，このように咬合力は天然歯に比べて低下し，また味覚についても天然歯と同じように回復させることはできません．どのような治療法を選択しても天然歯と同じ感覚や機能を回復させることは困難といえます．治療によって，咀嚼機能は抜歯したままの状態に比べて大幅に回復させることはできるものの，やはり天然歯に勝る治療法はありません．日頃から予防に努め，自分の歯をう蝕や歯周病で失わないように保つことが大切です．

● 参考文献
1) 補綴誌 JJpnProsthodantSoc，43：105～110，1999．
2) 顎口腔機能評価のガイドライン：E15，日本顎口腔機能学会，2010．

回答者
医療法人仁慈会　太田歯科医院
太田博見（歯科医師）

Q8 義歯を装着しないことで口腔内にどのような変化がありますか？

A 義歯が必要にも関わらず長期にわたり装着しないと，口腔内の環境や機能にさまざまな変化が生じます．

口腔環境の変化

① 現在歯の移動

喪失した隣の歯（隣在歯）は接触点を失い，スペースがあるほうへ傾斜します．咬合していた対顎の対合歯はかむ相手を探すかのように挺出するため，その隣在歯は挺出歯のほうに傾斜します（図1）．また，少ない現在歯に頬や舌による力がかかると頬舌方向に傾斜しやすくなります（図2）．

移動した現在歯は，自浄作用の低下や清掃困難のために容易にプラークが付着しやすく，う

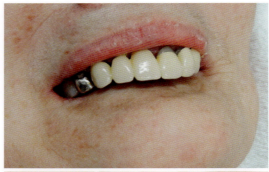

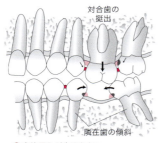

図1 現在歯の移動
歯の欠損が長期間放置された状態の模式図．欠損部の隣在歯は傾斜し，対合歯が挺出する．傾斜した歯はう蝕や歯周組織の炎症が生じやすい．
（最新歯科衛生士教本　歯科補綴．医歯薬出版より）

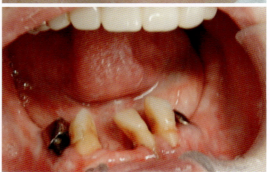

図2 口唇の力による歯の移動
下顎の義歯を使用していたが，脳梗塞による入院加療中に義歯をはずしていた．
下唇の巻き込みによって現在歯が傾斜している．

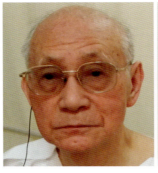 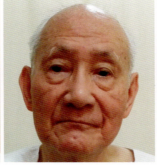 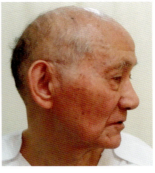

a. 義歯装着時の顔貌（正面）　　b-1. 義歯未装着時の顔貌（正面）　　b-2. 義歯未装着時の顔貌（側方）

図3 老人様顔貌
義歯装着時の顔貌（a）に比較して，義歯未装着時の顔貌（b）では歯にサポートされている口唇，頰が陥没し平坦な横顔になる（本人の許諾を得て掲載）．

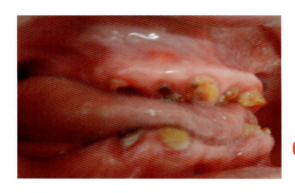

図4 無歯顎の舌
舌を囲んでいた歯が失われると舌が弛緩し，無歯顎や残根状態では上下顎歯槽部の間に存在するようになる．

蝕や歯周組織の炎症を生じます．また，咬合も変化するために，食片圧入や咬合性外傷，咬合干渉などが引き起こされます．すると，新たな義歯作製や使用していなかった義歯を使用する際の妨げになります．具体的には，必要に応じて移動した歯の切削など歯冠形態修正を行う必要が出てきます．長期未使用の義歯を無理して装着すると歯や床下粘膜の疼痛や違和感の原因となります．

② 口唇，舌や頰の変化

口唇や頰は失った歯によるサポートを失うことで平坦な横顔，深い鼻唇溝や皺に加えて低い咬合高径によって老人様顔貌を呈します（図3）．

舌は，外側を囲んでいた歯の喪失によって弛緩，肥大し，前歯部欠損では前方位に，無歯顎では上下顎歯槽底部の間に介在するようになります（図4）．舌や口唇などに不随意運動（オーラルディスキネジア）を認める場合においても，適切な義歯が装着されていると止まることがあります．

③ 過敏反応

適切な粘膜への感覚刺激が減るために口腔粘膜への触覚刺激に対して不快感や嘔吐反射などの過敏反応を生じることがあります．特に，寝たきりや経口摂取をしていない場合に多く認められます．

機能障害

口腔には咀嚼，嚥下，発音（構音）に加え，表情といった機能があり，歯を失って義歯を装着しないと各機能が障害されます．

① 咀嚼障害

　歯の喪失や咬合変化によって，食物のかみ切り（咬断），かみ砕き（粉砕），すり潰し（臼磨）が障害されて咀嚼障害となります．また，食物が口腔前庭に流れやすいこと，咬合変化などによって効率的な食塊形成ができなくなります．円滑な咀嚼ができないために唾液分泌の低下や食物の流れによる口腔内の自浄作用が低下します．

② 嚥下障害

　前歯部欠損では口唇圧の変化や舌位の異常，臼歯部欠損では不安定な顎位が原因で舌骨や喉頭の挙上が不良となり，嚥下障害になることがあります．咀嚼と嚥下は連動した機能であり，義歯未装着による咀嚼困難が嚥下障害を引き起こすこともあります．

③ 構音障害

　口唇や舌などの粘膜組織の変化によって，構音が障害されます．特に，前歯部欠損では顕著です．

④ 表　情

　表情筋の口腔内からのサポートがなくなるために老人様顔貌となるだけでなく，適切な力で筋活動をコントロールできないために表情が不自然になることがあります．

義歯の使用目的

　義歯は単に形態回復が目的ではなく，食べる，話す，呼吸，表情といった人生の充実に関与する口腔機能の維持・向上のための装置であり，義歯の未装着は口腔の変化のみならず全身的な変化を生じます．歯科医療従事者は，対象者の想いに寄り添いながら義歯を装着しない理由などを把握する努力を惜しまず，本人の生きる活力を促す義歯使用となるよう真摯に対象者へ関わる必要があります．

回答者

日本大学松戸歯学部障害者歯科学講座
遠藤眞美（歯科医師）

Q9 義歯の装着を嫌がる認知症の患者さんにどう対応したらいいですか？

Question 9

A 認知症の患者さんは情緒や感情のバランスが崩れやすく，治療への拒否や義歯への逃避行動を起こしてしまうこともあります．まずは情緒や感情を安定してもらうことが重要です．

認知症とは

　認知症とは「生後正常に発達した種々の精神機能が慢性的に減退・消失することで日常・社会生活を営めない状態」のことをいい，また後天的原因により生じる知能の障害です．退行性疾患であり回復が困難な疾患を認知症とよんでいます．

　症状は，記憶・見当識障害を主体とする中核症状と，精神症状と問題行動などの行動・心理学的症状（BPSD：Behavioral and Psychological Symptoms of Dementia）を主体とする周辺症状に大別されます．

治療を受け入れてもらうために

　認知症の患者さんは，記憶，認知，見当識などの機能低下によって，実社会での自身の存在や意義を認識できず，どこにいるのか，これからどうするのか，あるいはどうしてよいのか，周囲の人は誰で，何をいっているのかわからな

い，過去と未来もわからずに存在している状態です．当然これらの状況におかれるとストレスや孤独感や不安からくる治療やケアへの拒否など，あるいはさまざまな問題行動を誘発し周辺症状へとつながります．

　認知症の患者さんのなかには，歯科治療中治療での何らかのストレスが加わると，情緒や感情のバランスが崩れやすく，歯科治療では治療への拒否や義歯への逃避行動を起こしてしまいます．義歯を使用する，あるいは，そのほかの歯科治療をスムーズに行うためにも，まず情緒や感情を安定してもらうことが重要です．またこのことは医療・介護対応の基本となります．

術者の心構え

　認知症の患者さんに精神的に安定してもらうために，対応する際の術者の心構えとして下記①〜③があげられます．

① 認知症患者の姿を尊重し，受容する

　認知症患者さんの言動がいかに不合理であっ

ても，その心理的な理由が必ず存在します．術者は隠された主張の存在を認識し受け入れ，人としての自尊心を損なわない接しかたで精神症状は安定します．

② なれた環境の提供（人・場所・会話など）

認知症患者さんは親しい者や良好な人間関係を求めています．術者はなじみで親しい人間となる努力が必要です．

③ 残存機能を発揮できる場所や機会を多くつくる

認知症患者さんはすべての機能が失われているわけではありません．義歯の使用においても同様で対処療法的な義歯治療は避け，良好な咀嚼機能と摂食能力を発揮できることを実感してもらえる義歯を提供することで，よりストレスや不安感を軽減でき，義歯治療に伴う社会的行動（通院や受診など）の意義が実感できます．つまり義歯の装着による違和感や不具合，ストレスをいかに軽減できるかが重要となります．また，良好で違和感の少ない義歯を装着することで認知症があっても拒否症状もなく自然に装着してもらえるようになります．

具体的な対応

認知症症状が進行した重度認知症の患者さんでは，義歯の使用や歯科治療が困難な場合も多いのが実際です．最後に，前述した対応をベースとし，中等度認知症の患者さんへの対応法の一つである口腔リハビリテーション的対応を示します（図1〜5）．

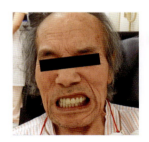

図1 上下顎総義歯装着時拒否症状
表情筋全体に過緊張症状あり．放置すると義歯を口腔外へ取り出そうとする．指示も入らず，咬合調整も行えない状態．

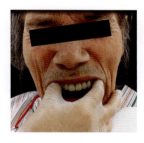

図2 上顎総義歯のみ装着し，他動的に下顎開閉運動を実施
同時に咀嚼運動の指示を'カチッ，カチッ'などと表現し認識してもらう．

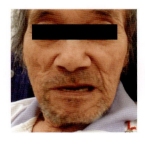

図3 下顎総義歯のみ装着
口腔内に留めておくことを繰り返し実施する．

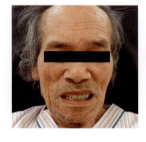

図4 上下顎総義歯を装着
表情に過緊張症状なく，咬合調整も実施可能な状態になった．

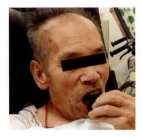

図5 クッキーを使った自力での摂食訓練
訓練期間約2週間で義歯を使用し食事摂取可能になった．

回答者
社会医療法人若弘会 わかくさ竜間リハビリテーション病院 診療部
糸田昌隆（歯科医師）

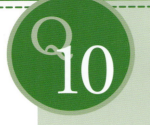

認知症の患者さんに義歯の洗浄方法を教えてもやってくれません．どうしたらいいですか？

Question 10

> 重度の認知症になってからの保健指導は難しく，健常なうちからの習慣化や指導の徹底がとても重要になります．認知症の進行状況を正しく把握し，状態を見極め判断する必要があります．

A

認知症と口腔

認知症の症状は大きく分けると中核症状（記憶障害，判断力障害，見当識障害，失行，失認，失語など）と周辺症状（BPSD：不安，抑うつ，暴言・暴力，徘徊，介護への抵抗，不潔行為，幻覚など）に分けられます．中核症状は直接的に口腔に悪影響を及ぼす症状ではありません．しかし周辺症状が進行すると，間接的に口腔衛生不良を引き起こすことが多く，口腔環境が徐々に悪化することでう蝕の増加や歯周病の進行を加速させます．さらに歯の喪失が口腔機能低下に繋がり，栄養摂取量の減少を引き起こすことで，免疫機能が低下し，全身状態悪化へと移行していくことも考えられます（図1）．

認知症ではさまざまな周辺症状が複雑に関連して存在していることを考慮し，個人の状態や症状に合わせた柔軟な対応が求められます．

記憶の壺

認知症患者の記憶障害については，「記憶の壺」という考え方があります．

健常なときは，たくさんの情報のなかから，関心のある情報を一時的に海馬にとらえ，重要な情報を長期的に保存する「記憶の壺」に保管し，必要なときに情報を簡単に取り出し，思い出すことができます．しかし，老化の進行に伴い情報をとらえることや，「記憶の壺」に保管すること，またそこから取り出すことに手間取ったり，時間がかかるようになります．さらに認知症が進行すると，新しい情報をとらえて覚えることができなくなり，より重度になると，「記憶の壺」に保管し覚えていた重要な記憶さえも徐々に喪失していくことになります（図2）．

以上の経過を考えると，健常な頃であれば，行動変容を伴うような歯科保健指導は可能ですが，加齢とともに難しく，時間がかかるようになります．さらに認知症が進行すると歯科保健指導の効果は期待できなくなり，重度になれば

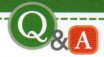

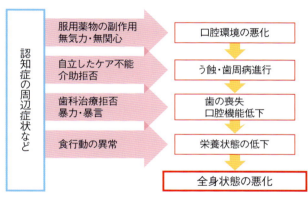

図1 BPSDと口腔の関係の一例

図2 認知症患者の記憶障害
（認知症サポーター養成講座標準教材：地域ケア政策ネットワーク全国キャラバンメイト連絡協議会より）

歯磨きやうがい，義歯を使用すること自体も忘れてしまうことになります．しかし認知症が重度に進行しても，口腔衛生習慣や義歯への「なれ」，歯磨剤の味への「なじみ」などといった感覚が残存していることもあり，これらを動機付けとして保健指導が可能な場合もあります．

つまり，歯科医院に通院できている健常な時期に，認知症の進行に伴い保健指導や歯科治療，口腔ケアなどが難しくなることを念頭に，正しいセルフケアの習慣化や定期的な歯科受診を指導していくことが，とても重要になります．

介護者とともに

数回の診療で，認知症がどのような状態にあるのかを判断することは大変難しいことです．「覚えられないから」「わからないから」と決めつけて指導をしないのではなく，まずは本人に促してみて，できることをみつけ，可能な限り指導を継続することが大切です．認知症は進行性の疾患ですので，家族や介護者へ実践的な指導は早い時期からしっかり行うことが大切です．

また歯科受診時に，従来に比べプラークコントロールの急激な悪化や，う蝕の増加，歯周病の悪化，会話や行動の変化に気づき，それらのサインを単に疾患や老化ととらえるのではなく，認知症も視野に入れるという視点が重要です．

地域に貢献する歯科

要介護高齢者や認知症患者の治療やケアに関わっていなくても，かかりつけ歯科として高齢者をみている地域の歯科医療機関は，認知症の早期発見に貢献できる場の一つであると十分に認識し，高齢者との関わりを絶やさない努力が望まれます．

● 参考文献
・藤本篤士：5疾病の口腔ケア．医歯薬出版，東京，2013．

回答者
医療法人渓仁会札幌西円山病院
似鳥由美（歯科衛生士）

Q11 絶食の患者さんや，ペースト食やミキサー食を食べている患者さんに義歯は必要ですか？

Question 11

> A 患者さんの状況によりますが，義歯の装着は重要です．上顎の義歯のみ使用は，舌圧による嚥下圧の発生を高める効果が期待できます．咀嚼が必要な食事形態やすり潰し（押し潰し）咀嚼が可能である患者さんに，合わせて下顎の義歯を使用することによって，咬合位（顎位）が確立し，咀嚼から安定したスムーズな嚥下への移行が可能となり，嚥下機能の維持，強化になります．

舌の重要な役割

健常な口腔では，上下顎に歯があり歯列を形成し，かみ合わせ（咬合位）が形成されています．この歯列は，内側からは舌，外側は口唇や頬などのこれら口腔諸器官の圧力のバランスがとれた位置にあり，この地点をニュートラルゾーン（筋圧中心帯）といわれています．口腔の機能である咀嚼・嚥下・発声・発語・呼吸などが健常な状態では，解剖学的・形態的・力学的にほぼ偏重のない健常な状態の口腔で営まれています．このような環境下で，私達は食べ物を咀嚼，嚥下する際には，各口腔諸器官が互いに協調しあって機能しており，なかでも舌の役割は重要な役目を果たしています．義歯がないと舌を口蓋に押しつける力，舌圧による嚥下圧の発生の低下を招き，嚥下後の咽頭残留の原因になります．気密性の高い嚥下圧発生には義歯が必要であり，義歯は嚥下機能を補助，強化する役割もあります（図1）．嚥下補助床（舌接触補助床）も同様の効果があります．

まずは上顎から

嚥下能力の回復段階において，嚥下能力のみ必要な時期は，まず上顎のみの義歯（適合状態の良好な義歯）を装着・使用します．その際の食事形態は，ミキサー食やペースト食が望ましいでしょう．上顎のみの義歯を装着することによって，舌圧による嚥下圧の発生が期待でき，より安全でスムーズな嚥下へと移行が可能となることも多く，嚥下能力の向上にもつながります（図2）．摂食嚥下機能が回復し，舌による押し潰し咀嚼が可能となれば下顎の義歯の装着も

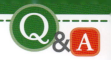

義歯を装着していない場合	義歯を装着した場合
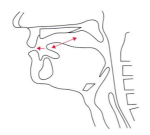	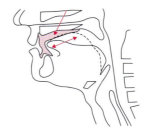
義歯を装着していない（無歯顎）場合，舌が前方に突出するなど，舌運動開始点が定まりにくい．その結果，嚥下圧も高まりにくく，咽頭への送り込みも悪くなりやすい．	義歯（嚥下補助床も含む）を装着した場合，舌が嚥下運動の際に，前方へ突出せず，舌運動開始点も定まり，嚥下運動がよりスムーズになる．

図1 義歯装着の有無の違いによる舌運動のイメージ

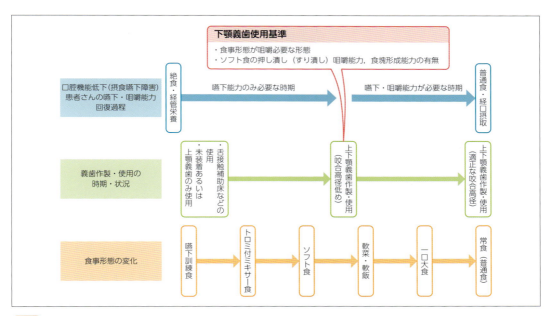

図2 摂食嚥下障害の回復過程と義歯使用の経時的関係のイメージ

視野に入れます．しかしながら，嚥下能力が不十分な時期に，上下の義歯を装着すると，口腔内の容積が減少することよって，舌の運動範囲の制限と各口腔諸器官の協調性・巧緻性が不十分なため舌圧による嚥下圧の発生も低下する患者さんもおられます．この場合，窒息や誤嚥リスクの可能性があるので，患者さんの状況に応じて，適切な義歯の装着・使用を見極めることが重要です．

義歯の利点

義歯を装着・使用することは，嚥下機能の面だけでなく，審美的な回復や発声（発語）も明瞭となり，患者本人自身のQOLも向上します．口腔機能面においても，咬合位があることで，唾液嚥下もスムーズに行うことができ，各口腔諸器官のバランスのとれた筋圧の維持も可能になると考えます．

表1 JCS（Japan Coma Scale）：意識障害の深度（意識レベル）分類

Ⅰ	刺激しないでも覚醒している（1桁で表現）
0	意識清明
Ⅰ-1	だいたい清明であるが，今ひとつはっきりしない
Ⅰ-2	見当識障害がある（場所や時間，日付けがわからない）
Ⅰ-3	自分の名前，生年月日がいえない
Ⅱ	**刺激で覚醒するが，刺激をやめると眠り込む状態（2桁で表現）**
Ⅱ-10	普通のよびかけで容易に開眼する
Ⅱ-20	大きな声または体を揺さぶることにより開眼する
Ⅱ-30	痛み刺激を加えつつ，よびかけを繰り返すことにより開眼する
Ⅲ	**刺激しても覚醒しない状態（3桁で表現）**
Ⅲ-100	痛み刺激に対し，払いのける動作をする
Ⅲ-200	痛み刺激に対し，少し手足を動かしたり，顔をしかめたりする
Ⅲ-300	痛み刺激に反応しない

※特にJCS2桁以上の患者の場合，義歯の装着中は必ず状態（ムセや呼吸状態など）を観察する．

状態に応じて装着しましょう

何らかの要因により，絶食（非経口摂取）や食事形態の調整（咀嚼を必要としない食事形態）が必要な患者さんもなかにはおられます．このような患者さんにおける義歯の装着基準は，上記に述べた嚥下機能面に以外に，全身状態，呼吸状態が安定しており，意識レベル（JCS）が2桁以上（表1）で，義歯（適合良好な義歯）の装着が可能で，本人が装着を希望する場合は装着してもよいでしょう．全身状態が悪く，バイタルサインが不安定の場合や特に頭頸部の筋緊張が顕著で，頭頸部が後屈している場合には，舌根沈下し気道内に義歯が落ち込むなどの誤飲リスクが高まるので，義歯の装着は推奨しないほうがよいでしょう．

回答者
社会医療法人若弘会 わかくさ竜間リハビリテーション病院 歯科
貴島真佐子（歯科医師）

Q12 義歯は何年ぐらい使えますか？長く使うためには，どうしたらいいですか？

義歯使用期間は，未使用〜十数年までさまざまです．長期使用のためには，定期的なリコール，メインテナンスが必須です．

◻ 部分床義歯の場合

野谷らによると，部分床義歯のトラブル発生頻度は，経過年数でみると装着後6〜10年で，欠損歯数では7〜16本で高くなります．トラブル発生部位では，支台歯，支台装置で高く，義歯床，人工歯では低いです．以上により，部分床義歯の寿命は，義歯そのものの耐久性というより，支台歯の健康状態に左右され，装着後6〜10年で迎えることになります[1]．

部分床義歯においては，支台歯が義歯寿命を左右することから，現在歯の健康状態を良好に保つことが義歯を長く使うための重要な要因となります．

◻ 全部床義歯の場合

全部床義歯に関しては，約半数近くが5年以上使用しており[2]，破折などのトラブルは，装着後6カ月〜1年と3年〜5年でピークを迎えます[3]．この時期を乗り越えると，比較的長期にわたり使用可能となります．

全部床義歯においては，咬合状態，粘膜面との適合状態などが義歯寿命に大きく関わります．

◻ 義歯のメインテナンス・リコールについて

「有床義歯補綴診療ガイドライン」[4]によると，顎堤吸収が大きい，顎位が不安定などの難しい全部床義歯症例では約4カ月，遊離端欠損の部分床義歯症例では約5カ月，すれ違い咬合や支台歯が脆弱な場合など難しい部分床義歯症例では約2〜6カ月，比較的簡単な部分床義歯・全部床義歯は約6カ月以内のリコールが推奨されています（図1）．

◻ 義歯使用が困難となる全身的要因について

「生理的老化」や「病的老化（全身疾患など）」により義歯の使用が困難になる場合があり

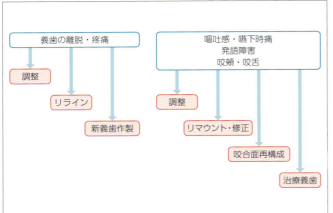

図1 義歯装着後に生じる症状とその原因・対応

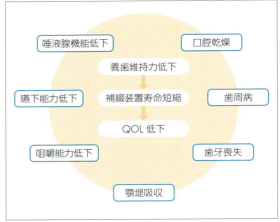

図2 口腔環境関連因子とその結果の相互関係

す．一例をあげると，2025年には，患者数約700万人，65歳以上の5人に1人が罹患すると予想されている「認知症」は義歯使用を困難にする一つの要因となります．認知症症状の進行に伴う口腔機能低下・口腔内環境悪化により，義歯の着脱・清掃など，自己管理が困難となり，病期が末期になると義歯を使用することが不可能となるケースが多いです．また，加齢に伴う唾液腺機能低下や多剤服用により口腔乾燥症が引き起こされる場合があり，粘膜面と義歯床との適合不良により義歯の使用が困難にな

ります．このように，口腔環境関連因子の相互作用は，補綴装置の寿命短縮を招き，その結果，QOLの低下をも引き起こします[5]（図2）．

より長く義歯を使用するには，適合性のよい義歯を作製することに加えて，使用者の口腔や身体機能，生活環境などを良好に保つこと，定期的なメインテナンスが必要になります．制限や障害が発生した義歯使用者においては，機能・環境の低下に対応した多職種連携による介助を行う必要があります．

● 参考文献

1) 野谷健治ほか：支持様式からみた部分床義歯の予後に関する研究—第一報　概説—．補綴誌，41：945-957，1997．
2) 細井紀雄ほか：全部床義歯患者の予後に関する臨床的研究—装着5〜10年の観察—第一報　アンケートとリコール調査．補綴誌，30：840-847，1986．
3) 大谷隆之ほか：義歯修理症例に関する検討　第一報　レジン床破折症例の調査．補綴誌，35：977-982，1991．
4) 有床義歯補綴診療のガイドライン（2009改訂版）：日本補綴歯科学会，2009．
5) 佐藤裕二ほか：口腔内環境の劣化に伴う歯列崩壊，補綴装置生存短縮の病態とその対応．日補綴会誌，7：148-153，2015．

回答者
坂東歯科クリニック
坂東達矢（歯科医師）

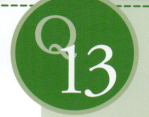

Q13 がんの治療中の患者さんに義歯を装着してもいいですか？

Question 13

A できる限り義歯を装着するようにしましょう．ただし，抗がん剤や放射線治療を行うと強い口腔粘膜炎（口内炎）が出現することがあるため，状態によっては義歯の使用を控えます．

■ 手術療法を行う場合

　全身麻酔時は，気管内挿管を行うことがほとんどですが，これには歯の損傷リスクを伴います（図1）．一般的に手術の際には義歯をはずしておくことが多いのですが，残存する歯の位置や本数によっては，義歯を装着したまま手術を行うほうがよい場合もあります．担当医，麻酔医および歯科医師などで協議してどちらがよいか，あるいは保護シーネ（マウスピース）の使用などについて検討します．

　また，術後は口腔清掃が困難となる場合があるので，誤嚥性肺炎の予防のためにも義歯についた歯石やプラークなどは除去・研磨して汚染しにくい状態にしておきます（図2）．

　栄養状態は，がんの治療効果にも影響を及ぼします[1]．長期間義歯を使用していないと，部分床義歯では鉤歯が移動して適合が不良となる場合があります．術後，絶食や経管栄養となることもありますが，義歯の適合がよければ普通食への移行もスムーズとなり栄養状態の低下を

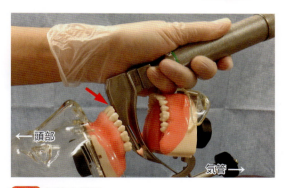

図1　気管内挿管
喉頭展開（挿管部を明示すること）するときに喉頭鏡で前歯（赤矢印）などを損傷することがあります．孤立歯や動揺歯ではそのリスクが高くなります．

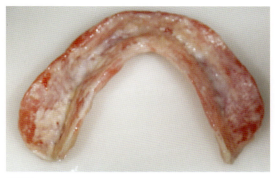

図2　歯石やプラークなどが多量に付着して汚染された義歯
口腔清掃不良が重なると誤嚥性肺炎や口腔カンジダ症などの感染源となりうる．

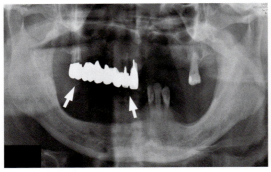

図3 口底癌の初診時パノラマエックス線写真
放射線治療時の散乱線防止のため多数の金属補綴物（白矢印）の除去を必要とした．

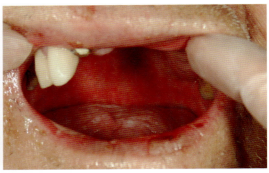

図4 化学放射線療法前の処置
4 3| はレジン製のTEK（仮歯）に置き換え，ほかは残根を削合・研磨し，不要なクラスプは除去した．これにより治療期間中も粘膜炎の非常に強い時期以外は義歯の使用を継続することができた．

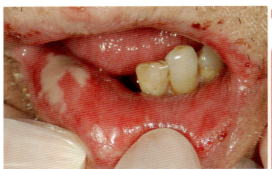

図5 化学療法1クールと放射線16 Gy 照射後
Grade 3（表1）の粘膜炎が出現したところ．

表1 口腔粘膜炎のグレード分類（NCI-CTCAE v4.0）

Grade1	症状がない，または軽症の症状がある；治療を要さない
Grade2	中等度の疼痛；経口摂取に支障がない；食事療法を要する
Grade3	高度の疼痛；経口摂取に支障がある
Grade4	生命を脅かす；緊急処置を要する
Grade5	死亡

防げるため，できるだけ義歯を使用するようにします．

化学放射線療法を行う場合

口腔への放射線療法では，散乱線防止のため，口腔内の金属補綴物を除去する必要がある場合があり（図3），レジン製のTEK（仮歯）に置き換えるか，研磨して為害性のない残根状態にしておきます（図4）．鉤歯の場合は義歯のクラスプを調整し，不要になった場合は除去しておきます．最近では，放射線防護のマウスピースを応用することにより金属補綴物の撤去を回避できる場合もあります[2]．

化学療法の約40％に，口腔領域の放射線療法ではその100％に口腔粘膜炎が惹起されます（図5，表1）．あらかじめ義歯の不適合や破損がないか確認し，必要があれば調整や修理を行います．義歯に鋭利な部分があれば研磨し，手術時と同様に清掃しておきます．

口腔粘膜炎に対しては含嗽剤や軟膏，鎮痛剤などを使用しますが，重症化した場合は義歯の使用を制限します．

終末期における義歯の管理

口腔乾燥により義歯が吸着しにくくなります．保湿剤などを使用することにより，義歯の

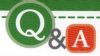

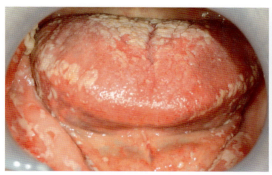

図6 口腔カンジダ症
強い痛みを伴うことがあります.

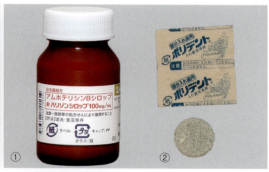

図7 抗真菌剤と義歯洗浄剤
口腔ケアに加え①抗真菌剤（ハリゾンシロップ100 mg/mL／富士製薬工業）を使用するとともに，②義歯洗浄（ポリデント／グラクソ・スミスクライン）も行います.

維持安定を図ることができます．場合によっては義歯の安定剤も考慮します．義歯洗浄剤を使用して，いつも義歯を清潔にしておきましょう．義歯にはカンジダ菌が付着しやすいため口腔カンジダ症に留意しながら経過観察を行っていくことが大切です（図6，7）．

たとえ口から食べられなくなっても，顔の形を整え，会話するために義歯はとても有用です．最期までその人が，その人らしくいられるために，できる限り義歯を装着できるようにしたいものです．

● **参考文献**

1) National Cancer Institute：PDQ® Nutrition in Cancer Care. −health professional version on, http://www.cancer.gov/.

2) 藤本篤士ほか編著：続5疾病の口腔ケア．医歯薬出版，東京，2016．

回答者
国家公務員共済組合連合会　呉共済病院　歯科口腔外科
東森秀年（歯科医師）

Q14 急性期の病院では義歯をはずしていることが多いと聞きますがどうしてですか？

Question 14

> 義歯装着の大前提として，覚醒していることがあげられます．また，口腔内ではずれた際に，使用者自身で取り出したり，吐き出すことができることが必要になります．義歯をはずしている背景にはさまざまな要因があると考えられます．

A

■ 義歯をはずしている背景

急性期の病院では義歯をはずしていることが多いといわれ，入院患者のベットサイドにあたり前のように保管された「義歯」を目にすることがあります．

義歯は本来，咀嚼能力の維持・向上，身体的・精神的健康状態の維持，嚥下機能の維持，身体の平衡の向上など，さまざまな効果があるとされ，ADL（日常生活動作）を高め，QOL（生活の質）を確保するために必要不可欠なものです．しかし義歯装着の大前提として，覚醒しており，口腔内ではずれても自力で元の位置に戻したり，取り出す，吐き出すことができることが必要です．「入院」という非日常的な状況下では体の一部として機能し，食べるためにも重要な義歯がはずされてしまう背景にはさまざまな要因があります．

① 気道確保

意識障害が急に訪れた場合，義歯をはずすと

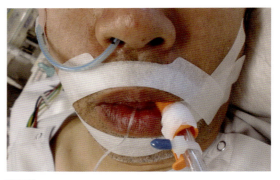

図1 気道確保（気管内挿管）

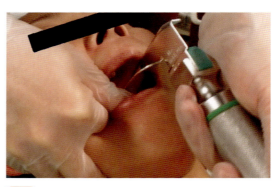

図2 喉頭鏡の挿入（気管内挿管時）

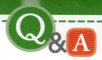

されています．これは気道確保（気管内挿管）の妨げになったり，咽頭部に義歯が落ち込み窒息の可能性があるためです．

気道確保を実施する場合，「JRC（日本蘇生協議会）蘇生ガイドライン 2015」では，「傷病者の口腔内に視認できる固形物は指で取り除いてもよい」とあり，その異物を取り除く場合義歯が除去行為の妨げになり除去されたり，義歯自体が除去可能な異物として扱われることもあります（図1）．

手術時の全身麻酔の気管内挿管も同様で，チューブを挿入する際，指で歯を支点に口を大きく開き「喉頭鏡」を入れますが，歯に力がかかるため装着中，義歯が容易にはずれてしまうことが懸念され，迅速な気管内挿管が必要な局面で大きな問題となります（図2）．また，喉頭鏡にて義歯の破損も考えられます．反面，バックバルブマスクによる換気時には，マスクの顔面とのフィット感が要求され全部床義歯については装着を支持する意見や，動揺歯の固定として部分床義歯の装着を支持する意見も聞かれます．

② 口腔内管理

呼吸器疾患や脳血管障害，誤嚥性肺炎など，喀痰等の吸引や口腔ケアを頻回に実施しなければならない場合，不適合な義歯や着脱に苦慮する義歯はケアの妨げになり，義歯そのものが細菌の温床と考えられ，はずされることがあります．

③ 絶食時や安静時など

ご本人やご家族のなかには，「何も食べていないから義歯は不要」「寝てばかりだから」とベット上での安静時など，就寝時と同様に義歯保管しようとされることがあります．

🗆 早期の再使用開始が望ましい

当院での口腔内調査では，脳血管障害患者，義歯使用者の 57％ が入院後に義歯の不具合を訴え，急性期における口腔内変化の大きさを示しています．

入院期間が短い病院ほど，早期より義歯を使用させている傾向にあり，口腔機能の評価を行い，義歯を積極的に使用させている病院では早期に経口摂取が開始される傾向にあると報告があるように，さまざまな理由で一時的にはずされた義歯も，早期に使用を開始することが重要となります．

義歯装着の可否や咬合維持の必要性などの基準がない現状では，全身状態の回復や摂食嚥下機能を見極め，義歯装着の時期や方法などを指示・指導する歯科スタッフの力が重要であり，また課題でもあると考えらえます．

● 参考文献

1) JRC 蘇生ガイドライン 2015．一般社団法人　日本蘇生協議会，2015．
2) 石井拓男ほか：要介護老人の摂食障害発生要因に関する研究．研究報告書：平成 14 年度厚生労働科学研究・長寿科学総合研究事業 2003．
3) 濱田泰三編著：義歯のケア．デンタルダイヤモンド，東京，2011．

回答者
大津市民病院　歯科口腔外科
山本伸子（歯科衛生士）

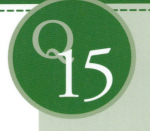

Q15 認知症の患者さんが義歯洗浄剤の水を飲んでしまいました．大丈夫ですか？

A 義歯洗浄剤は，口に入れるためのものに使用しますので，基本的には毒性は高くありません．しかし，誤飲してしまった場合は適切な対処が必要になります．

● 誤飲を防ぐ工夫しましょう

　義歯洗浄剤には，粉状のものや錠剤のものがあります．お菓子のようにおいしそうにみえたり，義歯洗浄が終わった後の色のついた溶液はジュースと間違えてしまうこともあります（**図1**）．特に子どもや認知機能の低下した高齢者には注意が必要です．まず，誤飲しないように工夫することが重要になります．義歯洗浄剤の保管は，トローチやうがい薬など口に入れるものとは別にして，商品の箱から出したりせずに，箱ごと保管してください．また，義歯洗浄剤を使用する際は，コップやタッパーウェアなど食品を入れる容器ではなく，「義歯洗浄剤を使用している＝食べ物ではない」と，明らかにわかるような工夫が必要です．例えば，市販の義歯専用ケースを使用して，中が見えないように蓋をし，張り紙をするのも有効です（**図2**）．そのほか，義歯洗浄中の容器は食事をする机の上や，居宅では台所には置かないようにすることも重要です．

● 誤飲した場合の対処法

　現在さまざまな義歯洗浄剤が販売されていますが，それぞれに入っている主成分や漂白成分が異なります．

　義歯洗浄剤は口に入れるためのものに使用されるわけですから，基本的には毒性は高くありません．しかしながら，間違って誤飲してしまった場合はその成分によって対処法が異なります．

　次亜塩素酸系の場合は，強アルカリ性のため，アルカリ性に反応します．炭酸飲料やジュース，酢などを飲用するのは厳禁です．反応すると，熱を発生し，胃や食道粘膜のやけどを引き起こしたり，胃内で炭酸ガスを発生させ，胃破裂の危険性があるからです．また，誤飲したものを催吐させようとするのは禁忌です．誤飲したものが再度食道を通り，炎症が重篤化する可能性があるためです．錠剤や粉末をそのまま飲んだり，水溶液を1口以上飲んだ場合はただちに医療機関を受診してください．

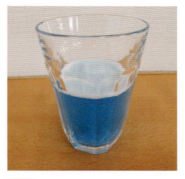

図1 ジュースのようにみえる溶液

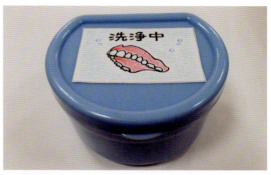

図2 蓋をして張り紙を貼った義歯洗浄中の容器

　そのほかの主成分の義歯洗浄剤を1錠以下（水溶液も含む）誤飲した場合は，粘膜保護と溶液を希釈することを目的とし，水や牛乳（120～240 mL），卵白を飲ませ，すみやかに受診してください．

　義歯洗浄剤の漂白成分である過炭酸水素ナトリウムや過ホウ酸ナトリウムは腎臓へ排出されるため，特に腎機能の低下した高齢者では注意が必要です．嘔気や頭痛，下痢，喉の痛みや口腔内の痛み，口渇，錯乱などいつもと違った症状がみられるのであれば，受診が必要です．

　受診の際にはどのような成分の義歯洗浄剤を誤飲したかの情報が必要になりますので，必ず，誤飲してしまった義歯洗浄剤の商品の箱や義歯洗浄剤の個包装紙を持参してください．もし商品の箱や包装紙を捨ててしまった場合は，いつも使用している商品名を，正確に医師や看護師に告げてください．そのためには，使用中の義歯洗浄剤の商品名は常に確認しておくことが必要です．また，水溶液を誤飲した場合，残っている量から誤飲した量を推測することができるので，残りの水溶液を持参してください．

● 参考文献
1) 公益財団法人　日本中毒情報センター　保健師・薬剤師・看護師向け中毒情報（2009）．
2) 中尾勝彦，藤本篤士編：もっと知りたい　義歯のこと．医歯薬出版，2003，112-113．
3) 亀田行雄，加藤正治編：義歯をみる　口をみる　人を見る．医歯薬出版，東京，2012，36-54．

回答者
国東市民病院　歯科口腔外科
岡林志伸（歯科衛生士）

Q16 義歯やその他補綴物の誤飲・誤嚥の予防法はありますか？また，誤飲・誤嚥した際の対処法は？

Question 16

A 定期的な歯科健診と口腔機能の維持向上によって誤飲・誤嚥を予防するとともに，日頃から装着している補綴物や現在歯の記録を残し，誤飲・誤嚥が起きてしまった際に適切な対処がとれるよう準備しておくことができれば，誤飲・誤嚥物を体内から摘出する際や経過観察においても有効です．

誤飲・誤嚥とは

誤飲とは「食物でないものを誤って飲み込むこと」を，誤嚥とは「食物などが声門を超えて気管に侵入すること」を指します[1]．廃用症候群や意識・機能障害・認知症の進行などが認められる方も誤飲や誤嚥の危険性が高いです．また，脳血管障害の既往がある方や加齢に伴う口腔機能低下の認められる高齢者は誤飲や誤嚥をきっかけとした窒息事故を起こす危険性があります．

誤飲・誤嚥の予防方法

① 補綴物の脱離・脱落を未然に防ぐ

補綴物の歯からの脱離・脱落を未然に防ぐためには，定期的な歯科健診の受診により，口腔の健康管理・補綴物の維持管理・必要に応じた歯科治療が第一の予防法となります．固定式の補綴物の場合，接着材料の自然消耗やう蝕，口腔習癖に起因する磨耗や破折などによる不適合や脱離のリスク，歯周病の進行による歯・インプラントの顎骨からの脱落リスクなどを管理することは重要です．また，義歯は，人工歯の脱落や義歯床の破折，ヒビ割れやクラスプの適合状態などのリスク管理が重要です．脱落した人工歯や破折した義歯床，クラスプの一部や1〜2歯欠損程度の小さな部分床義歯などは誤飲・誤嚥するリスクが高く，咽頭部に停滞してしまった場合には，摘出する際に粘膜に引っかかってしまうケースもあります．

② 脱離・脱落した補綴物を察知できる口腔内感覚を整える

定期的に歯科健診を受診していても脱離・脱落が起きてしまうことはあります．口腔内の感覚に問題がなければ脱離・脱落を察知しやすく，補綴物を口腔外へ取り出しやすいです．口腔衛生不良や口腔乾燥は口腔内の感覚を阻害してしまうため，衛生状態を良好に保ち，口腔乾

燥への対策（唾液腺マッサージや保湿剤の使用，部屋の乾燥防止や口呼吸を行わないよう留意するなど）を行うことも大切です．

③ 口腔機能の維持向上を図り，介護予防に取り組む

廃用症候群や意識・機能障害，認知症の進行などが認められる方は，脱離・脱落，破折してしまった補綴物を口腔外に取り出す動作が行えなかったり，介助者にその状況を訴えることができないことがあります．このような方は，誤嚥・誤飲のリスクを考慮し，義歯を安全に使用（装着）できるかどうか，歯科医師と相談しておく必要もあります．廃用や意識・機能障害，認知症予防のために，積極的な介護予防に取り組むとともに（自立支援にもとづく運動機能・栄養状態の改善など），口腔機能の維持向上を図ることで加齢に伴う心身機能低下の防止と機能維持を図ることが大切です．心身機能低下の防止や維持向上は，ひいては誤嚥・誤飲防止につながります．

④ 補綴物の形態や材質などを定期的に記録に残しておく[2]

患者本人は口腔内の補綴物を十分に認識できていない場合が多く，関わっている専門職種も十分に把握できていないことがあります．人工歯の脱落や義歯床の破折，ヒビなどの有無はもちろん，補綴物を装着していたかどうかの判断に窮したり，歯周病による歯の脱落に気づけない場合もあります．口腔内の状態の記録として歯式を取るだけでなく，多職種と情報共有できるよう定期的（半年に1回程度）に口腔内状態および義歯の形態を図式化し，材質や色調，適合状態なども正確に記録に残しておくことが効果的です．写真の撮影ができる場合には，口腔内の撮影だけでなく，義歯も撮影しておくとより正確な記録を残せます．同時に，現在歯の歯周病の進行状況や舌や口腔粘膜の特徴なども記録しておくと，歯科医療職でなくとも口腔内と照合して誤嚥や誤飲のリスクを検討しやすくなります．

誤飲・誤嚥発見時の対処法

① 窒息の危険性の有無を確認する

誤飲・誤嚥を発見した際にはまず，バイタルサインの確認と身体状況や誤飲・誤嚥した補綴物による窒息リスクの有無を確認する必要があります．呼吸の乱れやチアノーゼ，声の質（通常時との違い），咽頭部の違和感や痛みの有無を確認し，チョークサイン（図1）が認められるなど窒息が考えられる場合には，すぐに救急車を要請し，医師に連絡を取るとともに大きな声で人を呼んでください．同時に，咳払いができるかどうか本人に確認し，できそうなら咳払いによる異物除去を試みます．除去できない場合には，腹部突き上げ法（ハイムリック法/図2）を行い，それでもダメな場合は背部叩打法（図3）を用います．このいずれかの方法で異物を取り除くことができ，窒息から脱することができたとしても，心身状態や咽頭部の状態など医師の診察を受ける必要があります．

② 窒息の危険がないことが明らかな場合，いつ・どのような状況で誤飲・誤嚥したのかを確認する

補綴物がいつまで口腔内に装着されていたのか，さかのぼってできるだけ正確に把握することが大切です．誤飲・誤嚥が疑われる時点からそれ以降の体調や心身状態の変化（呼吸・構音の変化や発熱の有無，咽頭部の違和感，食事摂取状況など）の有無を確認し，医師に報告し指示を仰いでください．

③ 誤飲・誤嚥した補綴物の形態と位置を確認する

定期的な口腔内状態の図式化および撮影写真と照合し，誤飲・誤嚥した補綴物の形態や大き

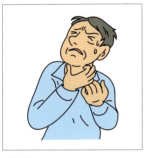

図1 チョークサイン
親指と人差し指で喉を掴むしぐさは「窒息のサイン」と呼ばれている[1].

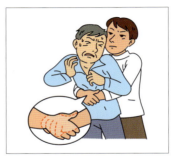

図2 腹部突き上げ法（ハイムリック法）[1]
1. 患者の後ろに回り，ウエスト付近に手を回します．
2. 一方の手で「へそ」の位置を確認します．
3. もう一方の手で握りこぶしを作って，親指側を，患者の「へそ」の上方で，みぞおちより十分下方に当てます．
4. 「へそ」を確認した手で握りこぶしを握り，すばやく手前上方に向かって圧迫するように突き上げます．

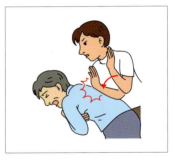

図3 背部叩打法[1]
患者の後ろから，手のひらの基部で，左右の肩甲骨の中間当たりを力強く何度も叩きます．

さなどを特定できると，補綴物が体内のどの辺りにあるのかを予測しやすいです．クラウンであれば胃に存在している可能性もあり，部分床義歯であれば咽頭部に引っかかっている可能性も考えられます．このような可能性に応じた部位のレントゲン撮影や内視鏡検査によって，体内のどの位置をあるのかを特定します．補綴物の材質が金属であればレントゲン読影しやすいですが，樹脂・セラミック製のものはハッキリとわかりにくいなど特徴があるため，材質を把握しておくこともレントゲン読影時の情報として有効です．位置の特定，誤飲・誤嚥状態を把握した後に，摘出方法の選択や消化管を通過して体外へ排出される経過を経時的に確認する必要性などが医師により判断されます．また，補綴物の脱離・脱落に応じた歯科治療も必要になります．

● 参考文献

1) 一般社団法人日本老年歯科医学会編：老年歯科医学用語辞典　第2版．医歯薬出版，東京，85，109，2016．
2) 金久弥生，冨來博子：義歯や補綴物の誤飲・誤嚥を防止するには，5疾病の口腔ケア．医歯薬出版，東京，198-199，2013．
3) 日本医師会　救急蘇生法　気道異物除去の手順　http://www.med.or.jp/99/print_kido.pdf（20160428）

回答者
神戸常盤大学短期大学部口腔保健学科
金久弥生（歯科衛生士）
医療法人ピーアイエー　ナカムラ病院
冨來博子（歯科衛生士）

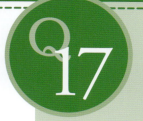

義歯に名前を入れてもらいたいのですが，どうしたらいいですか？

Question 17

日本歯科技工士会の都道府県支部に所属する歯科技工士が主導となって，歯科医師，歯科衛生士とのチームにより，高齢者施設に入居されている義歯使用者への義歯刻印（名前入れ）がボランティアで行われています．

義歯刻印とは

義歯刻印は最初にオーストリアで提唱され，世界的には法医歯科学の分野として約80年の歴史があり，法的に刻印を義務づけている国もあります．日本においては高齢者の割合が国民総人口の20パーセントを超えた1990年代より各地で行われるようになりました．

義歯刻印のメリット

高齢者にとって義歯は食による多くのメリットを享受するうえで重要な役割を果たしています．高齢者施設には多くの義歯使用者が入居されていますが，義歯の取り違えや，置き忘れ，紛失が頻発し，介護の支障となっています．この原因には，認知症などによりご自身の義歯を判別できないこと，介護者が患者固有の義歯を認識できる方法がないことなどが考えられます．個人名を義歯に刻印することにより，これらの問題を解決し，介護者の負担も軽減することが可能です．義歯刻印をすることで自身の大切な持ち物に名前を入れることでの義歯装着の励行にもつながると思われます．

義歯刻印のお問い合わせ

日本歯科技工士会の都道府県歯科技工士会に所属する歯科技工士が主導となって，歯科医師，歯科衛生士とのチームにより，高齢者施設に入居されている義歯使用者への義歯刻印がボランティアで行われています（表1）．希望の施設があれば，居住地の歯科技工士会（www.nichigi.or.jp/kakukengi/list.html）にお問い合わせください．また，個人的にご希望の場合は，かかりつけの歯科医院にご相談をお願いします．

義歯刻印の方法

義歯刻印には現在までさまざまな方法が試み

表1 義歯刻印ボランティア活動実績

年度	対象者	義歯数	歯科医師	歯科技工士	歯科衛生士	その他
平成8	740	1312	25	310	10	0
9	1736	3295	85	595	41	1
10	2176	4079	201	992	99	1
11	2471	4564	190	1042	120	18
12	2534	4766	175	987	149	5
13	3575	6005	297	1100	212	13
14	2329	4282	88	935	63	17
15	2456	4369	183	1070	148	23
16	2702	3720	149	1014	97	43
17	2054	3720	128	801	94	31
18	6846	10196	100	644	77	27
19	2578	4242	173	630	87	20
20	2925	4648	182	596	69	13
21	2550	4113	149	574	35	23
22	2201	3346	137	441	77	38
23	2207	3595	135	494	60	39
24	1448	2534	122	411	46	39
25	1039	1851	58	345	37	24
合計（人）	44567	74637	2577	12981	1521	375

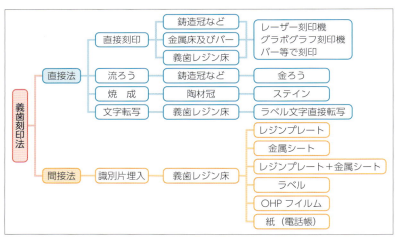

図1 義歯刻印法の分類

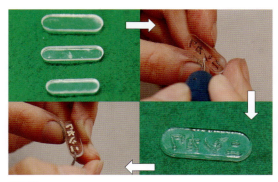

図2 既製レジンプレートへの名前入れ手順

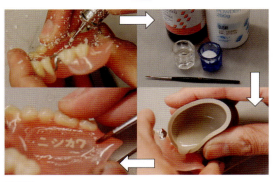

図3 ネームプレートの義歯への固定

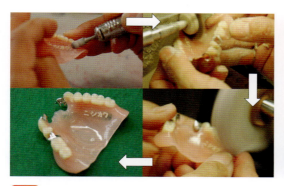

図4 研磨手順

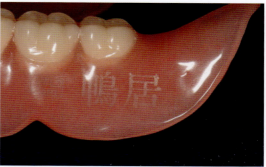

図5 レーザー刻印義歯（画像提供：徳島大学病院技工室 鴨居浩平氏）

られてきましたが（図1），ここでは歯科材料のみを用いた方法をとりあげます．

1. 既製レジンプレートを用いた方法

① 流水下で約90秒間洗浄後，消毒液（ピューラックス0.5％溶液）に約30分間浸漬して義歯を消毒する．
② 消毒中に既製の義歯刻印プレートに光重合型硬質レジンのオペーク材を使って名前を印字する（図2）．
③ 義歯のプレートを埋め込む部分を削る．
④ プレートを常温重合レジンで固定して重合する（図3）．
⑤ 技工用エンジンを用いてプレートを埋め込んだ部分を研磨する．
⑥ 洗浄して完成（図4）．

2. マイクロレーザー刻印（内部レーザー加工）を用いた方法

刻印機器が必要ですが，刻印後の外的変化がないためプラークなどの汚れが付着しづらいという利点があります（図5）．

● 参考文献

1) 安藤嘉明，土田康夫：義歯刻印法（Denture Marking）を考える―補綴物に「人格を」―．QDT，22：703～715，836～847，1997．

2) 里見 孝：レジンプレートによる義歯刻印法．QDT 23（6），781-787，1998．

回答者
北海道大学病院 歯科診療センター 生体技工部
西川圭吾（歯科技工士）

保険適用と自費診療の違い
——さまざまな義歯

COLUMN

　健康保険が適用される義歯は，義歯を構成する床や人工歯，金属などに使用できる材質やデザインなどが一定の制約を受けています．

　例えば床材料はレジン床（アクリル樹脂）もしくは熱可塑性樹脂床（ポリスルフォン樹脂，ポリカーボネート樹脂など）に限定され，軟性材料（シリコン系，粘弾性レジン系など）[注1]や特殊な樹脂（ポリアミドナイロン樹脂など）は使用できません．

　人工歯もレジン，スルフォン樹脂，硬質レジン，陶歯に限定され，咬合面に金属を使用しているブレードティースなどは使用できません．

　また義歯をデザインする際に重要な役割を担う金属は，自由度が高く，薄く違和感が少なく，温冷感を伝えることができる優れた材料ですが，金属材質は 14K，金銀パラジウム合金，ニッケルクロム合金，コバルトクロム合金に限定されており，白金加金やチタンなどの金属を使用することができず，デザインも制限を受けます．また発声や咀嚼嚥下運動の際に大きく影響する上顎の口蓋部分にも薄い金属は使うことができないので，強度の関係で厚みが必要な樹脂材料になってしまいます[注2]（図1，2）．

　義歯全体のデザインも制限を受けており，クラスプを用いないので審美性が高く維持力もあるコーヌス義歯，インプラントを応用した義歯，部分床義歯でクラスプのない義歯なども保険適用ができません．特殊な構造の維持装置であるアタッチメントや磁性アタッチメントなども使用できません（図3）．このようなさまざまな制約のなかで作製されたのが保険適用の義歯ということになります．

　保険適用の義歯は，基本的に新製後6カ月間は再新製ができませんが，遠隔地転居のために通院不能，抜歯のため欠損歯数が異なる場合など，条件によっては6カ月以内でも再新製できる場合がありますので，該当する可能性がある場合には担当医に相談するとよいでしょう．費用は，総義歯1床を5回通院で作製した場合，3割負担で総額 10,000 円前後が目安になります．

注1）2016年度より条件の制約がありますが，下顎総義歯の軟質裏層材による間接リベースが保険適用となりました．
注2）本来は保険が適用されない口蓋部分が金属で薄く作られた上顎総義歯は，保険外併用療養費の取り扱いにより費用の一部を保険から充当できる歯科医院もあります．

COLUMN

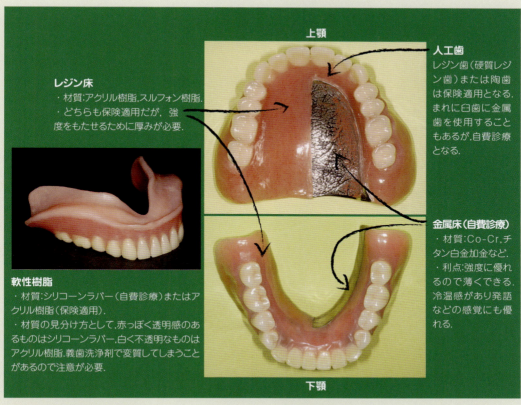

図1 全部床義歯（総義歯）

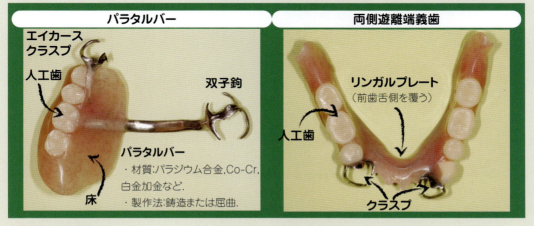

図2 部分床義歯
保険適用は総義歯に準ずる．

COLUMN

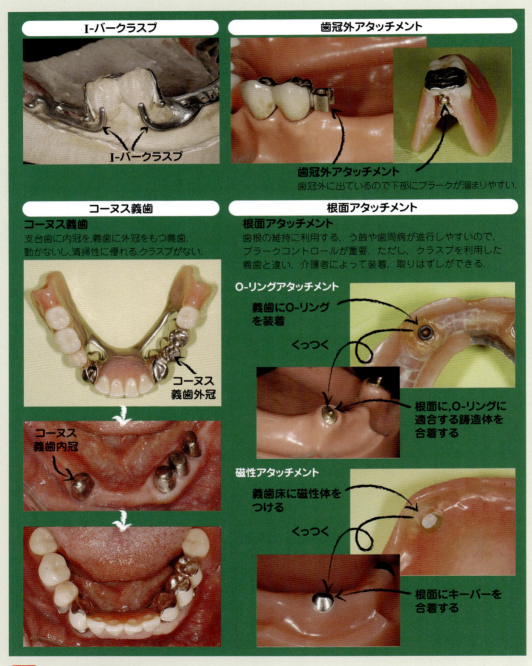

図3 さまざまな維持装置
基本的にすべて自費診療.

COLUMN

　この費用は総義歯治療のみを最小限で行ったことを前提に算定していますので，高度な技術を必要とする治療内容であったり，各種医学管理や他の治療などが加わった場合などには負担が増えることになります．

　これに対し自費診療の義歯はこれらすべての制約がなく，例えば口蓋部分を薄く違和感の少ないチタンで作製したり，アタッチメントや磁石を使ってクラスプをなくしたり，無歯顎にインプラントを応用して維持力を増強したりなど千差万別の口腔状態に合わせて自由なデザインで，さまざまな要望にも柔軟に対応しながら，より満足度の高い義歯を作ることができます．

　費用は，デザインや材質によって大きく異なり，また歯科医院によっても異なります．一般的には1床 150,000～500,000 円が目安となりますが，特殊な構造体や高価な金属を用いたり，インプラントを併用した場合などは1床 1,000,000 円を超える義歯も珍しくありません．

　義歯は歯科関係者でも保険か自費診療かを判断することは難しいこともありますが，食べるために必要な口腔内装具であると同時に，高価な財産という認識で扱う必要があります．過去に看護職賠償責任保険で対物賠償の対象となったものは「義歯，補聴器，時計，メガネ」があげられます．病院や介護施設などで義歯を扱う際には，義歯の破損や紛失などが起こらないようマニュアルを整備して，取り扱いや管理を徹底する必要があります．

（＊本コラムのお写真は，故中尾勝彦先生からご提供いただきました）

（医療法人渓仁会札幌西円山病院　藤本 篤士）

巻末付録 ❶ ホームケア用義歯洗浄剤

長崎大学大学院 医歯薬学総合研究科 歯科補綴学分野　村田比呂司, 北川幸郎, 山下利佳

製造販売元・製造業者・発売元等*	製品名	成分	主成分	液性
浸漬用				
グラクソ・スミスクライン アース製薬	酵素入りポリデント	発泡剤（重炭酸ナトリウム，クエン酸），漂白剤（過硫酸カリウム，過炭酸ナトリウム），安定化剤（炭酸ナトリウム），滑沢剤（安息香酸ナトリウム，ポリエチレングリコール），漂白活性化剤（TAED），界面活性剤（ラウリル硫酸酢酸ナトリウム），結合剤（ビニルピロリドン/酢酸ビニル共重合体），香料，酵素，色素（青色1号アルミニウムレーキ，青色2号，黄色4号，黄色4号アルミニウムレーキ）	酸素系漂白剤（過硫酸塩，過ホウ酸塩）酵素	中性
	スモーカーズポリデント	発泡剤（重炭酸ナトリウム，クエン酸），漂白剤（過硫酸カリウム，過炭酸ナトリウム），安定化剤（炭酸ナトリウム），滑沢剤（安息香酸ナトリウム，ポリエチレングリコール），漂白活性化剤（TAED），界面活性剤（ラウリル硫酸酢酸ナトリウム），結合剤（ビニルピロリドン/酢酸ビニル共重合体），香料，酵素，色素（青色1号アルミニウムレーキ，青色2号）	酸素系漂白剤（過硫酸塩，過ホウ酸塩）酵素	中性
	爽快実感ポリデント	発泡剤（重炭酸ナトリウム，クエン酸），漂白剤（過硫酸カリウム，過炭酸ナトリウム），安定化剤（炭酸ナトリウム），滑沢剤（安息香酸ナトリウム，ポリエチレングリコール），漂白活性化剤（TAED），界面活性剤（ラウリル硫酸酢酸ナトリウム），結合剤（ビニルピロリドン/酢酸ビニル共重合体），香料，酵素，防錆剤（亜硝酸ナトリウム），色素（青色1号アルミニウムレーキ，青色2号）	酸素系漂白剤（過硫酸カリウム，過ホウ酸ナトリウム）	中性
	ニオイを防ぐポリデント	発泡剤（重炭酸ナトリウム，クエン酸），漂白剤（過硫酸カリウム，過炭酸ナトリウム），安定化剤（炭酸ナトリウム），滑沢剤（安息香酸ナトリウム，ポリエチレングリコール），漂白活性化剤（TAED），界面活性剤（ラウリル硫酸酢酸ナトリウム），結合剤（ビニルピロリドン/酢酸ビニル共重合体），香料，酵素，防錆剤（亜硝酸ナトリウム），色素（青色1号アルミニウムレーキ，青色2号）	酸素系漂白剤（過硫酸塩，過ホウ酸塩）	中性
	部分入れ歯用ポリデント	発泡剤（重炭酸ナトリウム，クエン酸），漂白剤（過ホウ酸カリウム，過炭酸ナトリウム），歯石防止剤（メタリン酸ナトリウム，メタケイ酸ナトリウム，ピロリン酸カリウム），安定化剤（炭酸ナトリウム），滑沢剤（安息香酸ナトリウム，ポリエチレングリコール），漂白活性化剤（TAED），界面活性剤（ラウリル硫酸酢酸ナトリウム），結合剤（ビニルピロリドン/酢酸ビニル共重合体），香料，酵素，防錆剤（亜硝酸ナトリウム），皮膜形成剤（ポリジメチルシロキサン）色素（青色1号アルミニウムレーキ，青色2号）	酸素系漂白剤（過硫酸塩，過ホウ酸塩）酵素	弱アルカリ性

製造販売元・製造業者・発売元等	製品名	成分	主成分	液性
グラクソ・スミスクライン アース製薬	ホワイトポリデント	発泡剤（炭酸塩，クエン酸），漂白剤（過硫酸塩，過炭酸塩），滑沢剤，漂白活性化剤，酵素，界面活性剤（アルキルスルホ酢酸ナトリウム），結合剤，香料，色素		中性
	ポリデントNEO 入れ歯洗浄剤	発泡剤（重炭酸ナトリウム，クエン酸），漂白剤（過ホウ酸ナトリウム，過硫酸カリウム），歯石防止剤（メタリン酸ナトリウム，メタケイ酸ナトリウム，ピロリン酸カリウム），安定化剤（炭酸ナトリウム），漂白活性化剤（テトラアセチルエチレンジアミン（TAED）），界面活性剤（ラウリル硫酸酢酸ナトリウム），滑沢剤（安息香酸ナトリウム），香料，結合剤（ビニルピロリドン/酢酸ビニル共重合体），酵素，防錆剤（亜硝酸ナトリウム），被膜形成剤（ポリジメチルシロキサン），色素（青色2号，青色1号アルミニウムレーキ，黄色4号，黄色4号アルミニウムレーキ）		中性
グラクソ・スミスクライン ジーシー	ポリデントFP	発泡剤（重炭酸ナトリウム，クエン酸），漂白剤（過ホウ酸ナトリウム，過硫酸カリウム），歯石防止剤（メタリン酸ナトリウム，メタケイ酸ナトリウム，ピロリン酸カリウム），安定化剤（炭酸ナトリウム），漂白活性化剤（TAED），界面活性剤（ラウリル硫酸酢酸ナトリウム），滑沢剤（安息香酸ナトリウム），香料，結合剤（ビニルピロリドン/酢酸ビニル共重合体），酵素，防錆剤（亜硝酸ナトリウム），被膜形成剤（ポリジメチルシロキサン），色素（青色1号アルミニウムレーキ，青色2号）		中性
亀水化学工業	クリーンソフト	酵素，界面活性剤，pH調整剤，発泡剤，色素	酵素	
小林製薬	小林製薬のタフデント	発泡剤（炭酸塩，有機酸），酸素系漂白剤（過硫酸塩，過ホウ酸塩），賦形剤，歯石防止剤，界面活性剤（アルキルスルホ酢酸塩），酵素，香料，防錆剤，除菌剤（塩化セチルピリジニウム（CPC）），色素，消臭剤（フラボノイド）	酸素系漂白剤（過硫酸塩，過ホウ酸塩）酵素	中性
	小林製薬のタフデント 強力ミント	発泡剤（炭酸塩，有機酸），酸素系漂白剤（過硫酸塩，過ホウ酸塩），賦形剤，歯石防止剤，界面活性剤（アルキルスルホ酢酸塩），香料，酵素，防錆剤，除菌剤（塩化セチルピリジニウム（CPC）），色素，消臭剤（フラボノイド）	酸素系漂白剤（過硫酸塩，過ホウ酸塩）酵素	中性
	小林製薬のパーシャルデント	発泡剤（炭酸塩，有機酸），酸素系漂白剤（過硫酸塩，過ホウ酸塩），賦形剤，歯石防止剤，界面活性剤（アルキル硫酸塩），酵素，香料，消臭剤（DEOATAK，フラボノイド），除菌剤，色素	酸素系漂白剤 酵素	弱アルカリ性
	小林製薬のパーシャルデント 強力ミントタイプ	発泡剤（炭酸塩，有機酸），酸素系漂白剤（過硫酸塩，過ホウ酸塩），賦形剤，歯石防止剤，界面活性剤（アルキル硫酸塩），酵素，香料，消臭剤（DEOATAK，フラボノイド），除菌剤，色素	酸素系漂白剤 酵素	弱アルカリ性

製造販売元・製造業者・発売元等	製品名	成分	主成分	液性
紀陽除虫菊	デントクリア	酵素，界面活性剤（アルファオレフィンスルホン酸塩），発泡剤（重炭酸塩，クエン酸，炭酸塩），結合剤，流動改善剤，香料，色素，酸素系漂白剤（過硫酸塩）	酸素系漂白剤（過硫酸塩）酵素	中性
サンスターバトラー	デンチャークリーナー	漂白剤（過ホウ酸塩，過硫酸塩），発泡剤（炭酸塩，クエン酸），界面活性剤（ラウリル硫酸ナトリウム），結合剤，色素（食用青色2号）	酸素系漂白剤（過硫酸塩，過ホウ酸塩）	弱アルカリ性
サンデンタル	ラバラックムース家庭用	次亜塩素酸ナトリウム，界面活性剤，防腐安定剤		
シオノギヘルスケア 小久保工業所	さわやかコレクトW抗菌	抗菌剤（カテキン，リン酸カルシウム銀），漂白活性化剤（テトラアセチルエチレンジアミン），漂白剤（モノ過硫酸水素カリウム，過ホウ酸ナトリウム），発泡剤（クエン酸，炭酸水素ナトリウム，炭酸ナトリウム），歯石防止剤，界面活性剤（αオレフィンスルホン酸ナトリウム），タンパク分解酵素，賦形剤，結合剤，香料，色素	銀系無機抗菌剤（リン酸カルシウム銀），カテキン 酸素系漂白剤（モノ過硫酸水素カリウム，過ホウ酸ナトリウム），酵素	中性
束伸洋行	洗ってクリアダブル酵素	炭酸塩，有機酸，結合剤，再付着防止剤，除菌剤，植物系アミノ酸洗浄成分，香料，タンパク分解酵素，脂肪分解酵素	天然植物酵素	中性
日本ゼトック	スマイルハニー入れ歯の洗浄液	有機酸（グリコール酸，クエン酸），界面活性剤（ポリオキシエチレンアルキルエーテル，pH調整剤，エタノール，香料，色素		酸性
ニッシンモリタ	キラリ	二酸化チタン，酸素系漂白剤，アニオン系界面活性剤，有機酸，炭酸塩，色素		
	フィジオクリーン歯石くりん	有機酸，スルファミン酸，炭酸塩，酸素系漂白剤，色素，結合剤，崩壊剤		酸性
バイテック・グローバル・ジャパン	クリネ	酸素系漂白剤，界面活性剤，酵素	酸素系漂白剤 酵素	弱アルカリ性
マイテクニカル	マイ ウェル義歯洗浄剤	過炭酸ナトリウム（酸素系）		弱アルカリ性
マザーズ	スカイデント	漂白剤（過硫酸塩，過ホウ酸塩），アニオン系界面活性剤，酵素，炭酸塩，クエン酸，結合剤，流動改善剤，香料，色素	酸素系漂白剤（過硫酸塩，過ホウ酸塩）酵素	中性
	スカイデントNEX	漂白剤（過硫酸塩，過ホウ酸塩），コーティング剤，キシリトール，歯石防止剤，アニオン系界面活性剤，酵素，炭酸塩，クエン酸，結合剤，流動改善剤，香料，色素		中性〜弱アルカリ性
モリムラ 白元フォンテム	スマイルデント	漂白剤（過硫酸塩，過ホウ酸），アニオン系界面活性剤，酵素，炭酸塩，クエン酸，結合剤，流動改善剤，香料，色素	酵素	中性

製造販売元・製造業者・発売元等	製品名		成分	主成分	液性
ライオン ライオン歯科材 モリタ	デント・エラック 義歯洗浄剤		ペルオキシ硫酸—水素カリウム混合物，過ホウ酸ナトリウム，タンパク分解酵素，直鎖アルキルベンゼンスルホン酸	酸素系漂白剤（ペルオキシ硫酸—水素カリウム混合物，過ホウ酸ナトリウム）酵素	
ロート製薬 松風	ロートピカ	青ピカ（青色包装/錠剤）	カンジダ溶菌酵素（ザイモリエイス・ツニカーゼ），タンパク分解酵素（アルカラーゼ 1.5MG Type FG）	酵素	
		赤ピカ（赤色包装/顆粒）	次亜塩素酸，アルカリ性過酸化物	次亜塩素酸 アルカリ性過酸化物	アルカリ性
和田精密歯研 GCSI	入れ歯爽快		天然有機酸（カルボン酸）複合剤（リンゴ酸・クエン酸・スルファミン酸）	有機酸（カルボン酸）複合剤配合	酸性
和田精密歯研 バイテック・グローバル・ジャパン	入れ歯爽快ステインクリーン		酸素系漂白剤（過炭酸塩，過硫酸塩）		弱アルカリ性
ブラッシング用					
グラクソ・スミスクライン アース製薬	ポリデント 泡のハミガキ 入れ歯用		界面活性剤（6％アルキル硫酸塩），湿潤剤，ベースオイル，防腐剤，エデト酸塩，香料，精製水		弱酸性
	ポリデント 入れ歯の歯みがき		湿潤剤/ソルビット液・プロピレングリコール，基剤/けい酸塩，界面活性剤/3％アルキル硫酸エステルナトリウム，吸着剤/ポリリン酸ナトリウム，粘結剤，溶剤，pH調整剤		中性
グラクソ・スミスクライン ジーシー	ポリデント フレッシュクレンズ		界面活性剤（6％アルキル硫酸塩），湿潤剤，ベースオイル，防腐剤，エデト酸塩，香料，精製水		弱酸性
小林製薬	タフデント入れ歯の歯みがき				
	パーシャルデント洗浄フォーム		エタノール，アニオン系界面活性剤，香料，IPMP（イソプロピルメチルフェノール）		弱酸性
モリムラ	スマイルデント フレッシュアップ		リン酸，有機酸，非イオン界面活性剤，増粘剤，色素		酸性
モルテン	ディアクリン		純石けん分（30％脂肪酸カリウム），殻類エキス抗菌剤		弱アルカリ性
ニッシン	スパデント		フラボノイド，プロポリス（生薬系）		

*各社で表記が異なっていることがある．順不同．
※購入前には詳細をメーカー・販売店に要確認．本稿における記載の多くはメーカーカタログ，添付文書等を引用・参考．

巻末付録 ❷ プロフェッショナルケア用義歯洗浄剤

長崎大学大学院 医歯薬学総合研究科 歯科補綴学分野　村田比呂司，北川幸郎，山下利佳

製造販売元・製造業者・発売元等*	製品名	成分	液性	正味量
亀水化学工業	ストーンメルト（歯石用）	リン酸，界面活性剤，その他	酸性	1,800 mL
	デントクリーン（漂白用）	次亜塩素酸ナトリウム3％，界面活性剤5％，防錆安定剤，その他	強アルカリ性	1,200 mL
サンデンタル	ラバラックムース	次亜塩素酸ナトリウム3％，界面活性剤5％，防錆安定剤	アルカリ性	600 mL
	ラバラックD	次亜塩素酸ナトリウム2％，界面活性剤4.5％，防錆安定剤	アルカリ性	1,200 mL
太平化学産業	デンチャー　ピュア・プロ	リン酸，界面活性剤	酸性	2 L
	ステリテクト	次亜塩素酸ナトリウム，界面活性剤，防錆剤	アルカリ性	2 L
ジーシー	クイックデンチャークリーナー		酸性	1,800 mL
ニッシン/モリタ	フィジオクリーン　プロ　歯石用II	リン酸，界面活性剤，その他		液剤1.2 L 溶液4 L
	フィジオクリーン　プロ　色素用	過酸化水素，酸素系漂白剤，二酸化チタン，リン酸塩，ケイ酸塩，安定剤		液：1,200 mL 粉：12包
ヨシダ	リプロメルト（歯石用）	リン酸，界面活性剤，その他	酸性	1,800 mL
	リプロクリーン（漂白用）	次亜塩素酸ナトリウム3％，界面活性剤5％，防錆安定剤，その他	強アルカリ性	1,200 mL
Mid Continental Dental Supply IDM	リニュー		強酸性	200 g

*各社で表記が異なっていることがある．順不同．
※購入前には詳細をメーカー・販売店に要確認．本稿における記載の多くはメーカーカタログ，添付文書等を引用・参考．

巻末付録 ❸ 義歯安定剤（義歯粘着剤）

長崎大学大学院 医歯薬学総合研究科 歯科補綴学分野　村田比呂司，北川幸郎，山下利佳

製造販売元・製造業者・発売元等*	製品名	タイプ	成分	色調	品目仕様**
グラクソ・スミスクラインスタッフォードミラー(アイルランド)リミテッド　アース製薬	新ポリグリップ無添加	クリームタイプ	ナトリウム/カルシウム・メトキシエチレン無水マレイン酸共重合体塩，カルボキシメチルセルロース，軽質流動パラフィン，白色ワセリン	白色〜淡黄色	粘着強さ5 kPa以上
	ポリグリップパウダー無添加	粉末タイプ	ナトリウム/カルシウム・メトキシエチレン無水マレイン酸共重合体塩，カルボキシメチルセルロース	白色〜淡黄色	粘着強さ5 kPa以上
	新ポリグリップS	クリームタイプ	ナトリウム/カルシウム・メトキシエチレン無水マレイン酸共重合体塩，白色ワセリン，カルボキシメチルセルロース，軽質流動パラフィン，パラオキシ安息香酸プロピル，香料，赤色3号	淡赤色	粘着強さ5 kPa以上
	新ポリグリップV	クリームタイプ	ナトリウム/カルシウム・メトキシエチレン無水マレイン酸共重合体塩，カルボキシメチルセルロース，白色ワセリン，軽質流動パラフィン，ビタミンE酢酸エステル，パラオキシ安息香酸エチル，パラオキシ安息香酸メチル	白色〜淡黄色	粘着強さ5 kPa以上
	ポリデントNEO入れ歯安定剤	クリームタイプ	ナトリウム/カルシウム・メトキシエチレン無水マレイン酸共重合体塩，カルボキシメチルセルロース，軽質流動パラフィン，白色ワセリン	白色〜淡黄色	粘着強さ5 kPa以上
グラクソ・スミスクラインスタッフォードミラー(アイルランド)リミテッド　ジーシー	歯科用　新ポリグリップ無添加	クリームタイプ	ナトリウム/カルシウム・メトキシエチレン無水マレイン酸共重合体塩，カルボキシメチルセルロース，軽質流動パラフィン，白色ワセリン	白色〜淡黄色	粘着強さ5 kPa以上
	ポリグリップパウダー無添加歯科用	粉末タイプ	ナトリウム/カルシウム・メトキシエチレン無水マレイン酸共重合体塩，カルボキシメチルセルロース	白色〜淡黄色	粘着強さ5 kPa以上
光洋産業　コーム　ラボラトリーズインコーポレイテッド　エーザイ	シーボンド上歯用	シートタイプ	不織布（酢酸セルロース，再生セルロース，酸化チタン，アクリルポリマー），アルギン酸ナトリウム，高重合ポリエチレングリコール（90 M），カルメロースナトリウム	白色〜帯微黄白色	粘着強さ5 kPa以上
	シーボンド下歯用				

製造販売元・製造業者・発売元等	製品名	タイプ	成分	色調	品目仕様
小林製薬 仙台小林製薬	タフグリップクリーム無添加	クリームタイプ	メトキシエチレン無水マレイン酸共重合体塩，白色ワセリン，カルボキシメチルセルロースナトリウム，軽質流動パラフィン，パラオキシ安息香酸プロピル	淡黄褐色	粘着強さ5 kPa以上
シオノギヘルスケア 共和	コレクトクリーム	クリームタイプ	メトキシエチレン無水マレイン酸共重合体，カルメロースナトリウム，ポリエチレングリコール，ワセリン，流動パラフィン，赤色3号アルミニウムレーキ	淡赤色	粘着強さ5 kPa以上
	コレクトXYLクリーム	クリームタイプ	キシリトール，メトキシエチレン無水マレイン酸共重合体，カルボキシメチルセルロースナトリウム，白色ワセリン，流動パラフィン，ジグリセリンパルミテート，トリグリセリンパルミテート	淡黄色	粘着強さ5 kPa以上
	タッチコレクトⅡ	テープタイプ	ポリエチレングリコール，カルメロースナトリウム	半透明で白色〜黄白色	粘着強さ5 kPa以上
昭和薬品化工	ザンフトン	粉末タイプ	ポリアクリル酸ナトリウム	白色	粘着強さ5 kPa以上
ライオン マイヤー化学 ライオン歯科材	新ファストン	粉末タイプ	カラヤガム末，l-メントール，エタノール	淡灰色〜淡赤褐灰色	粘着強さ5 kPa以上

* ：各社で表記が異なっていることがある．順不同．
** ：5 kPaは日本工業規格（JIS）で規定されている粘着力の基準
※購入前には詳細をメーカー・販売店に要確認．本稿における記載の多くはメーカーカタログ，添付文書等を引用・参考．

索引

Index

あ
- 意識レベル……………………………………… 122
- 印象採得………………………………………… 16
- インプラントオーバーデンチャー…………… 31
- 嚥下補助装置…………………………………… 24
- オーラルディスキネジア……………………… 89

か
- 概形印象………………………………………… 16
- 介護予防………………………………………… 133
- 化学的洗浄……………………………………… 46
- 化学放射線療法………………………………… 126
- カムデンチャー………………………………… 33
- 感染対策………………………………………… 72
- 機械的清掃……………………………………… 46
- 義歯安定剤…………………………… 56, 99, 147
- 義歯刻印………………………………………… 135
- 義歯床…………………………………………… 14
- 義歯使用期間…………………………………… 123
- 義歯床の破折……………………………… 35, 80
- 義歯性口内炎…………………………………… 72
- 義歯清掃………………………………………… 86
- 義歯洗浄剤………………………………… 52, 96
- 義歯専用の歯磨剤……………………………… 54
- 義歯粘着剤…………………………………… 56, 147
- 義歯の装着……………………………………… 92
- 義歯の着脱……………………………………… 92
- 義歯用歯磨剤…………………………………… 55
- 義歯用ブラシ…………………………………… 50
- 均てん化………………………………………… 77
- クッションタイプ義歯安定剤………………… 101
- グラインディング……………………………… 64
- クラスプ…………………………………… 15, 139
- クラスプ破折…………………………………… 39
- クリームタイプ義歯安定剤…………………… 100
- クレンチング…………………………………… 64

- 誤飲……………………………………… 130, 132
- 口腔アセスメントシート……………………… 77
- 口腔乾燥………………………………………… 108
- 口腔ケア………………………………………… 72
- 口腔湿潤剤……………………………………… 58
- 口腔粘膜炎のグレード分類…………………… 126
- 口腔粘膜用ブラシ……………………………… 50
- 口腔保湿剤……………………………………… 109
- 咬合採得………………………………………… 18
- 高次脳機能障害………………………………… 82
- 誤嚥……………………………………………… 132
- コーヌス義歯………………………………… 30, 140
- ゴールド金属床………………………………… 28
- 個別化…………………………………………… 77
- 根面アタッチメント…………………………… 140

さ
- 災害時…………………………………………… 70
- サルコペニア…………………………………… 74
- 歯科技工士会…………………………………… 135
- 歯冠外アタッチメント………………………… 140
- 磁性アタッチメント…………………………… 140
- 磁性アタッチメント義歯……………………… 29
- 支台装置…………………………………… 14, 15
- 失語症…………………………………………… 82
- 失行……………………………………………… 83
- 失認……………………………………………… 82
- 試適……………………………………………… 19
- 習慣化…………………………………………… 61
- 終末期…………………………………………… 126
- 手術療法………………………………………… 125
- 床………………………………………………… 139
- 人工歯…………………………………… 14, 15, 139
- 人工歯脱離………………………………… 35, 38
- 人工歯破折…………………………… 35, 38, 80
- スポンジブラシ………………………………… 50

スマートデンチャープレミアム ……………… 30
スルフォン義歯 ………………………………… 32
精密印象 ………………………………………… 16
全部床義歯 ……………………………………… 14
双子鉤 …………………………………………… 139
ソフトプレートデンチャー …………………… 32

た
大連結子 ………………………………………… 15
唾液腺マッサージ ……………………………… 108
窒息 ……………………………………………… 133
着色 ……………………………………………… 105
中性洗剤 ………………………………………… 98
調整 ……………………………………………… 42
チョークサイン ………………………………… 133
テレスコープ義歯 ……………………………… 31
デンタルプラーク ……………………………… 72
デンチャープラーク ……………………… 50, 72
トルティッシュプレート ……………………… 32

な
軟口蓋挙上装置 ………………………………… 22
認知症 ……………………………………… 116, 118
認知症患者 …………………………… 88, 116, 118
粘膜清掃 ………………………………………… 109
ノンメタルクラスプ義歯 ……………………… 30

は
パーシャルデンチャー ………………………… 14
パールデンチャー ……………………………… 34
背部叩打法 ……………………………………… 133
ハイムリック法 ………………………………… 133
歯ぎしり ………………………………………… 64
発音補整装置 …………………………………… 22
パラタルバー …………………………………… 139
パラタルプレート ……………………………… 15
バルブ型装置 …………………………………… 22
避難所 …………………………………………… 69
ファセット ……………………………………… 67
腹部突き上げ法 ………………………………… 133
不適合 …………………………………………… 80
不適合上顎義歯 ………………………………… 42

部分欠損歯列 …………………………………… 16
部分床義歯 ………………………………… 14, 15
　──の着脱 ………………………………… 86
ブラキシズム …………………………………… 64
ブラッシング用義歯洗浄剤 ……………… 54, 55
フルデンチャー ………………………………… 14
フレイルサイクル ……………………………… 74
プロフェッショナルケア用義歯洗浄剤 … 54, 146
粉末タイプ義歯安定剤 ………………………… 101
片咀嚼 …………………………………………… 64
ホームケア用義歯洗浄剤 ……………………… 142
ホームリライナー ………………………… 56, 101

ま
無歯顎 …………………………………………… 16
メインテナンス …………………………… 50, 80

や
夜間の義歯装着 ………………………………… 103

ら
両側遊離端義歯 ………………………………… 139
リリーフ ………………………………………… 61
リンガライズドオクルージョン ……………… 62
リンガルプレート ……………………………… 139
レジン床義歯 …………………………………… 29
レスト …………………………………………… 15
連結子 …………………………………………… 14
連結装置 ………………………………………… 14

欧
BDR指標 ………………………………………… 85
Co-Cr金属床義歯 ……………………………… 28
I-バークラスプ ………………………………… 140
Japan Coma Scale ……………………………… 122
JCS ……………………………………………… 122
NCI-CTCAE v4.0 ……………………………… 126
OHAT …………………………………………… 77
OHAT-J ………………………………………… 77
Oral Health Assessment Tool ………………… 77
O-リングアタッチメント …………………… 140
Palatal Augmentation Plate …………………… 24

Palatal Lift Prosthesis ·································· 22
PAP ·· 24
PLP ·· 22
Ti金属床義歯 ·· 28

【編著者略歴】

藤本　篤士
 1986 年 北海道大学歯学部卒業
 1990 年 北海道大学大学院歯学研究科終了
     市立釧路綜合病院歯科　医長
 1991 年 北海道大学歯学部歯科補綴学第二講座　助手
 1996 年 医療法人渓仁会札幌西円山病院歯科　診療部長

糸田　昌隆
 1988 年 岐阜歯科大学（現朝日大学）歯学部卒業
     大阪府下歯科医院勤務
 1990 年 大阪歯科大学歯科補綴学教室第二講座入局
 1991 年 社会医療法人若弘会わかくさ竜間リハビリテーション病院勤務（非常勤）
 2004 年 大阪歯科大学専攻課程修了
     社会医療法人若弘会わかくさ竜間リハビリテーション病院診療部　診療部長

松尾　浩一郎
 1999 年 東京医科歯科大学歯学部卒業
 1999 年 東京医科歯科大学大学院医歯学総合研究科高齢者歯科学分野入学
 2000 年 藤田保健衛生大学医学部リハビリテーション医学講座　研究員
 2002 年 ジョンズホプキンス大学医学部リハビリテーション講座　研究員
 2005 年 ジョンズホプキンス大学医学部リハビリテーション講座　講師
 2008 年 松本歯科大学障害者歯科学講座　准教授
 2013 年 藤田保健衛生大学医学部歯科　教授

武井　典子
 1980 年 東京医科歯科大学歯学部附属歯科衛生士学校卒業
     ライオン株式会社入社
 1994 年 財団法人ライオン歯科衛生研究所入所
 2005 年 新潟大学大学院医歯学総合研究科修了
 2009 年 日本歯科衛生士会　副会長
 2010 年 公益財団法人ライオン歯科衛生研究所　副主席研究員
 2015 年 日本歯科衛生士会　会長

診療室・病院・訪問・介護の現場すべてに対応
絶対知りたい義歯のこと

ISBN978-4-263-46315-4

2016年10月10日　第1版第1刷発行

編　著　藤　本　篤　士
　　　　糸　田　昌　隆
　　　　松　尾　浩一郎
　　　　武　井　典　子
発行者　大　畑　秀　穂
発行所　医歯薬出版株式会社

〒113-8612　東京都文京区本駒込1-7-10
TEL．（03）5395-7638（編集）・7630（販売）
FAX．（03）5395-7639（編集）・7633（販売）
http://www.ishiyaku.co.jp/
郵便振替番号　00190-5-13816

乱丁，落丁の際はお取り替えいたします　　　印刷・三報社印刷／製本・愛千製本所
Ⓒ Ishiyaku Publishers, Inc., 2016. Printed in Japan

本書の複製権・翻訳権・翻案権・上映権・譲渡権・貸与権・公衆送信権（送信可能化権を含む）・口述権は，医歯薬出版（株）が保有します．
本書を無断で複製する行為（コピー，スキャン，デジタルデータ化など）は，「私的使用のための複製」などの著作権法上の限られた例外を除き禁じられています．また私的使用に該当する場合であっても，請負業者等の第三者に依頼し上記の行為を行うことは違法となります．

[JCOPY] ＜（社）出版者著作権管理機構　委託出版物＞
本書をコピーやスキャン等により複製される場合は，そのつど事前に（社）出版者著作権管理機構（電話 03-3513-6969，FAX 03-3513-6979，e-mail：info@jcopy.or.jp）の許諾を得てください．